CHANGE

변 화

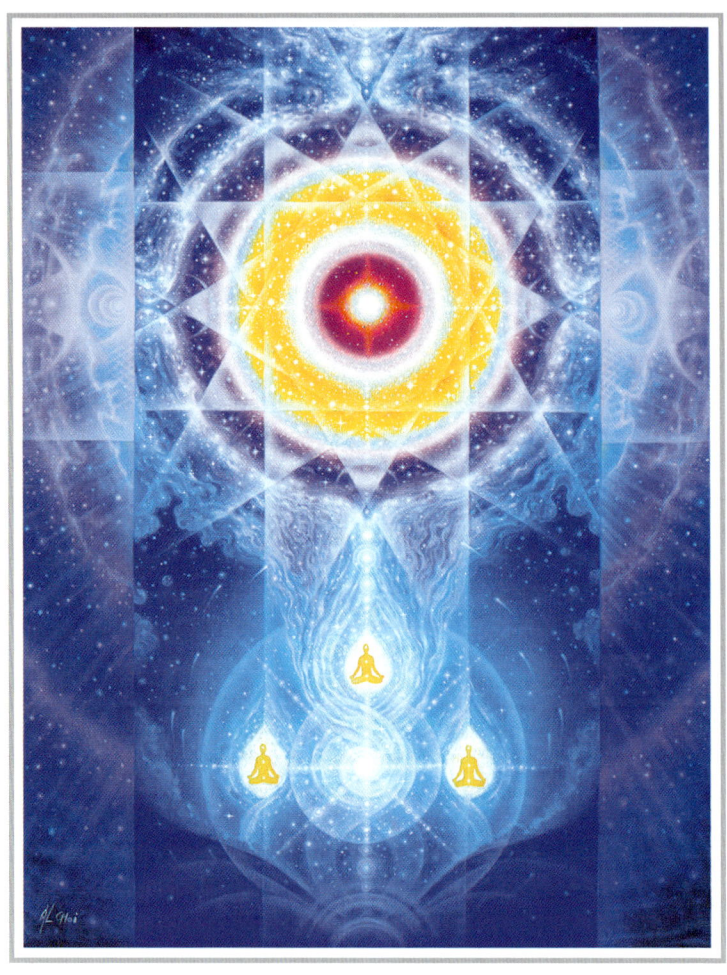

197쪽에서 설명한 '생명전자 태양' 그림. 태양처럼 밝게 빛나는 생명전자로 이루어진 에너지의 덩어리를 그림으로 표현했다. 사람들이 좀더 쉽게 생명전자 태양의 모습을 떠올릴 수 있도록 하기 위한 것이다. 집중력을 향상시키고, 마음으로 생명전자의 흐름을 조절하는 데에 이 그림을 활용할 수 있다.

CHANGE

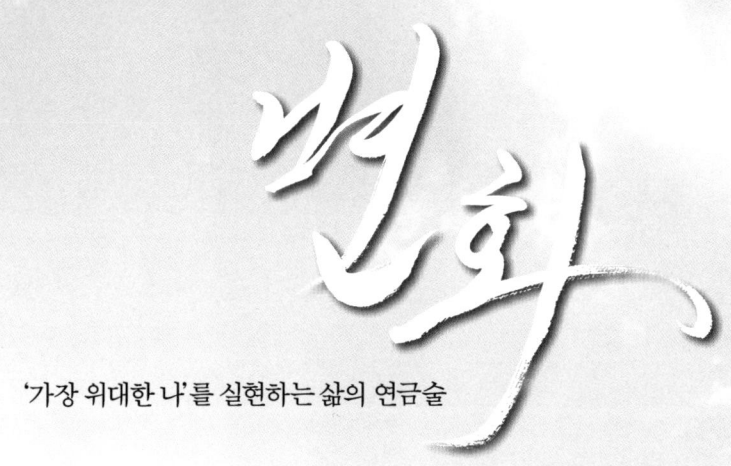

'가장 위대한 나'를 실현하는 삶의 연금술

一指 이승헌 지음

한문화

모두의 이로움을 위해 변화에 앞장서는
나의 동료 지구시민들에게 이 책을 드립니다.

글을 시작하며
우리 안에 있는 참된 위대함 회복하기

누구나 행복해지고 싶어 한다. 자연은 행복해지고자 하는 강한 바람을 우리 모두에게 심어놓았다. 그리고 충만한 삶을 누리는 데 필요한 에너지와 지성을 부여했다. 왜일까? 왜 이 같은 본성이 우리 안에 내재해 있는 것일까?

우리의 발전과 성취를 가로막는 수많은 장애물들 속에서 고군분투하다가 좌절하고 비참해지라고 이렇게 했을까? 그랬을 리는 없다. 물론 우리가 종종 그런 상황에 빠지기는 하지만 말이다. 내 경험에 비춰보면, 어머니 자연은 우리가 완성을 향해 성장해 나가도록 DNA의 나선형 가닥과 의식 속에 진화의 열망을 심어 둔 듯하다.

이 완성의 자리는 아직 멀고 희미해서 명확하게 보이지는 않지만, 분명히 이는 우리의 타고난 권리이자 우리가 궁극적으로 머물 집이다.

거스를 수 없는 삶의 흐름 덕분에 별다른 노력 없이도 성공에 성공을 거듭하거나, 새로운 성취나 새로운 사랑을 얻으면 우리는 행복해 하고 인생은 좋은 것이라고 느낀다. 그러나 삶의 강물을 따라 흘러가다 보면 실패와 거절, 삶의 방향의 불확실성 등의 암초에 부딪힐 때도 있다. 사실 나를 포함한 우리 모두는 그런 암초에 부딪힌다. 이럴 때 흔히 우리는 자신을 방해하거나 거부하는 상대, 집단, 환경 등을 비난하기 쉽다. 침체된 경제 상황, 권력을 잡은 여당, 배우자, 부모 등을 비난하기도 한다. 그러나 이와는 반대로, 자신이 처한 삶의 조건들이 아무리 나빠 보일지라도 이를 극복하고 변화하고 성장할 수 있도록, 솔직하게 자신의 모습을 거울에 비춰보고 삶의 조건들을 변화시킬 수 있는 방법을 찾을 수도 있다.

당신은 지금 자신의 삶에서 변화를 창조하고 싶은가? 당신은 체중감량 프로그램에 맞춰 살을 빼거나, 기술이나 경력을 향상시키거나, 깨어진 관계를 회복하려고 애쓰는 중인지도 모른다. 혹은 세계의 현 상태와 나아갈 방향, 지구온난화와 환경 파괴, 테러 등 지구의 위기와 긴장에 관심이 많을 수도 있다. 이런 위기와 긴장은 너무 첨예해서 쉽게 폭발할 수 있기에 당신은 이런 상황을 바꿀 수 있는 어떤 일을 하고 싶을지도 모른다.

자신과 세계를 변화시키고 싶은 바람은 현재의 모습에 만족하지 못하는 데서부터 시작한다. 현재에 대한 불만은 '뭔가가 잘못돼서 이를 개선해야 한다'는 느낌이고, '지금 나의 삶은 최선의 삶이 아니다'라는 느낌이다. 어쩌면 우리가 진정으로 원하는 것은 뭔가를 변화시키는 것이 아니라, 내면 깊은 곳에서 자신이 누구인지를 깨닫고, 참나를 향해 성장하며, 더 진실하고도 깊이 있게 자아를 알고자 하는 것인지도 모른다. 마치 진실한 무언가가 빠져 있거나, 영혼에 구멍이 난 것처럼 우리가 삶에서 느끼는 공허함을 채우고 싶어 하는 것인지도 모른다.

나의 구도 생활은 그런 느낌과 열망으로 시작되었다. 젊었을 때 나는 모두가 정상이라고 생각하는 세상에 적응하기 어려웠다. 누구라도 마찬가지였겠지만, 해를 거듭하면서 '나는 사회 부적응자다'라는 생각 때문에 일상을 견디기 힘들었고, 점점 절망적인 상태로 빠져들었다. 나든 세상이든 둘 중 하나 또는 둘 다 뭔가 잘못됐다고 느껴졌다. 머리로 이해하기에는 세상이 너무 컸기에 어쩔 도리 없이 나는 자신을 들여다보기 시작했다.

나는 수많은 '나'에 관한 질문들에 시달렸다. 왜 나는 여기 있는 것일까? 왜 나는 행복하지 않을까? 왜 다른 사람처럼 잘 살지 못할까? 왜 적응하지 못할까? 왜 다른 사람들에겐 정상으로 보이는 세상이 내게는 이상해 보일까? 왜 다른 사람은 내가 하는 질문을 하지 않는 것일까? 이런 의문들을 끊임없이 품었지만 만족할 만한 답을 얻지 못했다. 어떤 의문으로 시작했든, 모든 의문은 '나는 진정 누구인가?'라는 의문으로 귀결되었다. 알고자 하는 열망이 더욱 강렬해짐에 따라 이 의문은 더욱 깊어졌다. 결국 자나 깨나 흔들림 없이 이 의문에만 매달리게 되었다.

그러다가 마침내 답이 찾아왔다. 오랜 시간의 무술 수련, 호흡

수련, 단식 등을 비롯해 피나는 수행을 거듭한 끝에, 전주 모악산 정상에서 맞은 찬란한 순간에 나는 참나가 누구인지 깨달았다. '나는 나라고 생각했던 작고 한정된 자아가 아님'을 여실히 보았다. 나는 육체도 인격도 아니었다. 참나는 우주 그 자체였다. 내 마음은 천지마음이었고, 내 기운은 천지기운이었다. 그것이 결론이었고, '나는 누구인가?'에 대한 답이었다.

그런 답을 얻자 모든 인생의 의문들이 저절로 풀렸고, 나는 더없이 고귀하고 소중한 사실을 깨달았다. '생명의 실상을 알아야만 삶에서 우리가 열망하는 변화를 이끌어낼 힘과 지혜를 얻는다'는 것이다. 한계와 변화를 넘어선 세계를 깨닫자, 변화를 일으키는 일이 좀더 자연스럽고 수월해졌다. '나는 시간과 변화를 초월한 존재'라는 깨달음은 내게 변화를 일으킬 수 있는 디딤돌과 힘이 되어 주었다.

그것은 색안경을 벗는 것과 같았다. 너무 오랫동안 써서 자신이 쓰고 있다는 사실조차 망각해버린 색안경 말이다. 자신의 참된 자아를 깨달으면 눈이 밝아진다. 그러면 쓰고 싶은 안경과 보고 싶은 색채를 자유롭게 선택할 수 있다. 동시에, 그 다양한 색채를 드러나게 하는 영원히 변하지 않는 순수한 빛을 알게 된다. 삶의 의미와 가치를 스스로 창조할 수 있게 된다. 회색빛이던 세계가 이제는 생동하는 에너지로 빛나기 시작하며, 인생은 의미와 목적과 기쁨으로 흘러넘친다.

33년 전에 그런 깨달음을 경험한 후로 그 깨달은 바를 세상과 나누는 일이 내 인생의 사명이 되었다. 나의 체험 자체는 변한 적이 없다. 그러나 내가 세상과 무엇을 나눌 수 있는지를 온전히 알아보기 위해 내 체험을 계속 성찰했고, 나의 생각과 체험을 다른 사람들에게 전달하는 방식을 끊임없이 수정하고 재창조했다.

나는 예부터 전해오는 한국의 선도문화에 많은 은혜를 입었다. 이런 위대한 지혜의 유산을 공부하면서 나는 나의 체험이 선도문화의 가르침과 매우 가깝게 통해 있다는 것을 알게 되었다. 내가 체험한 깨달음을 바탕으로 선도의 이러한 가르침을 나누는 일이 이 책의 목적이기도 하다.

나는 일생 동안 인간의 잠재력을 개발할 수 있는 방법을 찾기 위해 부단히 노력했다. 그런 열정이 이 책 곳곳에 배어 있다. 인류는 자연이 부여한 가장 소중한 자질, 즉 이 세상에서 긍정적이고 지속가능한 변화를 창조해낼 수 있는 능력을 아직 완전히 실현하지 못한 것 같다. 그러나 나는 인류가 이 능력을 발현할 열쇠를 인간의 뇌 속에서 발견할 것이라고 믿는다. 지난 10여 년간 과학은 다양한 연구를 통해 뇌에 대한 귀중한 지식을 많이 얻었다. 뇌가 어떻게 기능하고, 뇌의 기능이 인간의 건강과 행복과 창조성에 어떤 영향을 미치며, 영적인 깨어남에 어떻게 기여하는지를 밝혀냈다. 나는 이 책에서 그 지식의 일부를 나누고자 한다.

최근 몇 년간 나는 특히 멀티미디어와 인터넷에 관심을 쏟았다. 빛, 소리, 진동과 같은 다양한 감각 매체를 결합하면 뇌를 좀더 종합적으로 개발할 수 있으며, 내가 나누려는 메시지를 더욱 효과적으로 전달할 수 있을 거라고 믿었기 때문이다. 또한 '수행'이라는 묵직한 분위기를 벗고 좀더 친근한 방식으로 실체의 새로운 측면을 깨닫게 할 수 있다면, 영적 수행의 정수를 더 많은 사람들에게 경험시킬 수 있을 것 같았다.

단순한 호기심이나 재미로 영화를 보면서 자신의 참된 잠재가치를 자각할 수 있다면 정말 좋은 일이 아닌가? 인터넷은 간편한 접근성 덕분에 정보를 교환하고 다른 사람들과 소통하는 가장 강력한 도구가 되었다. 다른 사람들도 그렇겠지만, 오래 전부터 인터넷은 내 삶에서 분리할 수 없는 부분이 되었다. 그래서 나는 나의 철학과 다양한 아이디어를 멀티미디어 형태로 제작하기를 간절히 원했고, 인터넷을 활용해 그것을 최대한 나누고자 했다.

2013년 5월에는 '체인지 : 생명전자의 효과(Change:The LifeParticle Effect)'라는 다큐멘터리 영화를 드디어 개봉했고, 나의 바람은 이뤄졌다. 완벽한 작품은 아니지만, 이 영화를 본 많은 사람들이 열렬히 반응하는 모습을 보면서 나는 무척 기뻤다. 이 영화는 '2013 영성·종교·미래 국제영화제(IFFSRV)'에서 최고상인 골드어워드를 비롯해 프로듀서상, 감독상, 애니메이션상, 음악상 등 5개 부문에서 수상하는 영광도 누렸다. IFFSRV는 인종, 종교, 성별, 경제를 초월해 건전하고 강력한 연대를 만들어 조화와 소통을 통해 인류 평화를 추구하기 위한 국제영화제로, 매년 세계에서 출품하는 영성, 종교, 미래를 주제로 한 독립영화와 다큐멘터리 중 우수작을 선정해 시상한다. 웹사이트 www.changeyourenergy.com도 열었는

데, 이 사이트는 '체인지'의 메시지를 전달하고, 더불어 영화에서 이야기한 변화에 관심 있는 사람들에게 실질적인 변화를 지원해주고 있다[국내 사이트 : 체인지TV(www.changeTV.kr)].

영화와 웹사이트 제작을 비롯해 내가 하는 일의 궁극적인 목적은 우리 모두가 하나의 인류로서 균형 잡히고, 평화롭고, 지속 가능하게 성장할 수 있는 길을 탐색하고 발견하도록 돕는 것이다. 이러한 목표를 향해 걸어가는 길을 나의 동료 '지구시민들'과 함께하는 것은 나의 특권이자 기쁨이다.

자신이 의미 있게 살고 있는지 의심스러울 때가 있다면, 혹은 더 나은 삶이 있을 것 같은데 무엇을 바꾸고 어디서부터 시작해야 할지 몰라서 혼란스럽다면 이 책이 많은 도움이 될 것이다. 이 책 곳곳에서 나는 당신에게 좀더 깊이 파고들라고, 자신이 진짜 누구이며 무엇을 원하는지 스스로에게 물어보라고 격려할 것이다. 어쩌면 당신은 이런 질문들을 이미 여러 번 했을 수도 있다. 그런데도 자신의 삶에서 무언가가 여전히 부족하다고 느낀다면, 혹은 자신이 얻은 해답과 현실의 삶 사이에 크든 작든 틈이 느껴진다면 스스로에게 계속해서 이 질문을 해야 한다.

나는 당신이 이 여정에서 발견하게 될 답을 예단할 생각도 없고, 당신의 탐색에 특정한 방향을 제시할 의사도 없다. 다만 내 체험을 나눔으로써 진정으로 가능한 것이 무엇인지 기대감을 갖게 하고 싶다. 나는 내 탐색의 여정에서 '내게는 모든 생명과 존재를 이롭게 하려는 아름다운 마음이 있다'는 사실을 발견했다. 이런 선한 마음을 발견하고 깊이 감동했다. 이렇게 말한다고 오해는 하지 않길 바란다. 이 선함은 내가 성취한 것도, 창조한 것도 아니다. 이 보편적인 선함은 태초부터 존재해온 것이다. 이 선함은 선물이며, 최고의 가치다. 더 감동스러운 것은 이런 선한 마음이 다른 모든 사람들에게 있다는 사실이었다. 이것은 내게 큰 희망을 주었다.

개인적인 삶과 세상 속에서 변화를 창조할 수 있는 참된 힘은 우리 안에 있는 선함에서 온다고 나는 믿는다. 이 책에서는 이 선함이 무엇이며, 어떻게 활용할 수 있는지 알아볼 것이다. 지금 세계는 변화가 절박하다. 우리 모두가 이 사실을 알고 있다. 변화의 범위는 일상생활에서부터 문명의 패러다임에까지 펼쳐져 있다. 우리가 우리 안의 선함을 실천하기 시작할 때, 우리의 마음을 열고 모든 존재에 대한 사랑과 친절함을 회복할 때, 우리에게 필요한 이 모든 변화들은 시작될 것이다.

차 례

글을 시작하며 우리 안에 있는 참된 위대함 회복하기   6

1장 • 우리는 변화해야 한다

마야인이 예언한 지구의 종말   21
우리의 성장은 지속 가능한가?   24
변화는 깊고 철저해야 한다   28
속도를 늦추고 숨을 내쉴 때다   31
에고의 눈에서 타오의 눈으로   33
모든 것은 끊임없이 변화한다   38
'나의 삶'이라는 환영   40
변화를 이끌어내는 힘은 무엇인가?   45

2장 • 나의 실체는 무엇인가?

우리는 알고 싶어 한다   49
내가 아는 것이 전부가 아니다   50
우주의 실체는 에너지와 의식의 통합체   61
진공과, 진공에서 나온 것   62
진공이 우리의 진정한 실체임을 받아들일 때   67

CHANGE

3장 • 에너지와 의식의 통합체, 생명전자

에너지와 의식을 통합한 새 이름, 생명전자　73
무엇이 체험을 가능하게 하는가?　77
아무도 없는 숲 속에서 나무가 쓰러진다면　79
의식이란 무엇인가?　83
물질적 차원의 기氣 에너지 이상의 것　87
에너지와 의식의 진동으로
만물과 소통하는 새로운 언어　89
말로는 표현할 수 없는 것이 있다　94
디지털 언어로도 포착할 수 없다　97
모든 존재를 이어주는 언어, 생명전자로 표현한 세계　98

4장 • 세상을 바꾸는 진정한 힘

'나'가 사라지는 '무無'의 체험　105
우리에게 필요한 깨달음은 무엇인가?　107
당신은 신성한 존재이자 이미 깨달은 존재다　109
양심의 힘이 우리를 위대하게 만든다　115
양심의 걸림돌을 치우는 법　118
희망은 어디에 있는가?　123
참된 기적은 양심의 힘을 회복하는 것　125

5장 • 영점조율을 실현한 절대 저울

사회 차원에서는 양심을 어떻게 적용할까? *131*
저울의 눈금을 영점조율 하라 *134*
왜 파운드와 킬로그램이 중요한가? *136*
절대가치 VS 상대가치 그리고 시장체제의 한계 *138*
세계사회에서 영점조율이 갖는 의미 *142*
우리의 일상에 영점조율 적용하기 *146*
개인의 건강을 위한 영점조율 *149*
참된 지구 경영의 시작 *156*

6장 • 창조적인 마음과 깨어난 뇌

무無는 당신에게 무엇을 주는가? *161*
생각이 현실이 된다, 정말 그럴 수 있을까? *162*
의식과 자각과 집중의 차이 *168*
액션이 없으면 창조도 없다 *170*
창조적 관찰자 되기 *171*
뇌를 재훈련시키는 방법 *173*
명상의 힘 *177*
주변 자극에 흔들림 없이 중심으로 들어가라 *187*

CHANGE

생명전자와 함께하는 간단한 창조명상　194
생명전자 명상 응용하기　198
무엇이 우리를 위대하게 만드는가?　199
뇌의 잠재력 계발하기　202

7장 • 위대한 실험으로의 초대

'안정'이라는 환영　207
부드러우면서 근본적인 변화　209
국가를 위한 공통 목표　227
변화를 일으키기 시작하는 법　231
배워야 한다는 생각은 변화의 걸림돌　237
우리가 세상에서 원하는 변화　240
1억의 깨어난 뇌가 발휘하는 선택의 힘　242
인류사의 새로운 장 열기　244
매우 개인적인 초대　245

글을 끝내며 우리는 변화할 수 있다　248

1장

우리는 변화해야 한다

CHANGE

마야인이 예언한
지구의 종말

당신은 2012년 12월 21일 동지를 어떻게 보냈는가? 그날 당신의 인생에서 특별히 주목할 만한 일이 일어났는가? 그날은 아마 인류 역사상 가장 많이 입에 오르내리고, 가장 많이 알려진 날일 것이다. 사람들은 마야인이 긴 시간을 계산하는 데에 비범한 능력이 있으며 우주의 비밀을 알고 있다고 믿었다. 그래서 많은 사람들은 마야 달력이 2012년 12월 21일에 끝나는 것을 보고, 이날 지구가 멸망할 거라고 해석했다. 다른 예언들도 비슷하게 예측했기에 '지구 종말'이라는 가설에 무게가 더해졌다. 당시 상황을 떠올려보면, 많은 사람들에게 '2012년 12월 21일에 세상이 끝난다'는 예언은 인기 있는 이야깃거리였다.

마야인이 2012년 이후를 언급하지 않았다고 해서, 그들이 2012년에 세상이 끝날 거라 믿었다고는 할 수 없다. 아마도 마야인은 세상의 종말을 예견했다기보다는 한 시대가 끝나고 다른 시대가 시작되는 지구변화의 주기를 설명하고자 했던 것 같다. 아마 이전과는 비교할 수 없을 정도로 훨씬 더 위대한 시대의 시작 말이다. 만약 그런 시대가 도래하는 거라면, 이는 두려워할 일이 아니라 축하할 일이다. 어쩌면 마야인은 단순하게 기록할 공간이 모자라서 그랬는지도 모른다. 마야 달력을 해석하는 방법 중 '지구의 종말'이 가장 많이 공론화된 건 사실이지만, 이러한 종말론적인 해석이 유일한 해석은 아니다. 이미 밝혀진 대로 이 해석은 정확하지도 않았고, 실제로 일어난 일과 들어맞지도 않았다.

어떤 이들은 종말을 믿었고, 다른 이들은 의심했으며, 많은 이들은 궁금하게 생각했다. 하지만 인류의 대다수는 사실 지구의 종말에 무관심했다. 당신은 어땠는가? '지구의 종말'이라는 생각은 터무니없다고 생각했는가? 이 지구와 거기에 붙어사는 무수한 생물이 하룻밤 만에 사라지는 게 가능하다고 생각했는가? 혹은 종말에 대한 생각으로 걱정스럽고 불안하지는 않았는가?

나는 매우 오래되고 실질적인 이유로 내 안에서 두 가지 반응 모두를 느꼈다. 마야력이나 다른 예언에 상관없이, 나는 항상 인류의 미래에는 두 가지 상반된 가능성이 존재한다고 생각했다. 하나는 밝은 쪽이고, 다른 하나는 어두운 쪽이다. 나는 하루가 지날 때마다 우리가 밝은 쪽의 가능성을 확대할 수 있는 하루를 잃었으며,

더 이상 돌이킬 수 없는 지점에 다가가고 있다고 느끼기 때문에 불안하다.

  2012년 12월 21일의 일주일 전, 미국인은 물론 전 세계인을 경악시킨 비극적인 사고가 터졌다. 당시 나는 한국에 있었고, 충격적인 소식은 매우 빠르게 태평양을 건너왔다. 코네티컷 주의 작고 한적한 도시에 있는 어느 초등학교에서 총격사건이 발생한 것이다. 1학년 학생 20명을 비롯한 28명이 사망했다는 뉴스를 접하고 나는 큰 충격에 휩싸였다. 당시 많은 사람들이 그랬던 것처럼, 깊은 아픔과 슬픔 속에서 나는 충격으로 할 말을 잊었다. 헤아릴 수 없는 깊은 슬픔과 함께 내 안의 무언가가 강렬한 결단의 목소리로 외쳤다. "이런 일은 더 이상 일어나서는 안 된다. 이제 이런 일은 끝나야 한다!"

  오바마 대통령 역시 기자회견에서 같은 메시지를 전했다. 그 소리는 아픔과 슬픔으로 비탄에 빠진 모든 이의 가슴속에서 그리고 우리 모두는 세상에서 벌어지는 모든 일에 책임이 있음을 자각한 모든 이들의 마음속에서 함께 공명하는 것 같았다. 그는 이렇게 말했다. "우리는 더 이상 이런 행위를 용납해서는 안 됩니다. 이런 비극은 끝나야 합니다. 그러려면 우리가 변화해야 합니다!(We can't tolerate this anymore. These tragedies must end. And to end them, we must change.)"

우리의 성장은 지속 가능한가?

개인이든 집단이든 인간은 변화하기 위해 수많은 노력을 한다. 새해가 되면 누구나 더 나은 사람이 되겠다고, 더 나은 삶을 살겠다고 다짐한다. 대통령 선거철에는 더 나은 정부와 더 잘사는 나라를 만들겠다고 공약을 내건다. 하지만 이런 노력과 약속이 늘 실현되지는 않는다. 알다시피 다짐, 공약, 기대 등은 바라던 결과를 이끌어내지 못하는 경우가 훨씬 많다. 변화에 성공하는 경우에도, 그 변화가 오래 가지 못하거나, 원래 원하던 바를 성취하지 못하고 옛날 방식으로 되돌아가기도 한다.

잘만 관리하면 실행에 옮길 수 있을 것 같은 변화가 있다. 하지만 자세히 들여다보면, 변화시키고자 하는 대상이 지역, 국가, 세계의 차원에서 다양한 사람들과 복잡하게 엮인 경우가 많다. 예를 들어, 건강한 라이프스타일로 살겠다는 것은 자신이 완전히 조절할 수 있는 개인적인 선택처럼 보이지만 사실은 개인이 속한 사회의 문화와 산업에 큰 영향과 제한을 받는 경우가 많다.

건강한 라이프스타일에 대한 바람의 중요한 부분은 식생활에 대한 것이다. 그들은 신선한 재료로 만든 영양적으로 균형 잡힌 음식을 원한다. 그런데 직장의 구내식당에서 패스트푸드나 인공감미료를 잔뜩 사용한 음식만 내놓는다면 어떨까? 자신이 원하는 식단을 고수하기가 결코 쉽지 않다. 건강에 좋은 음식을 섭취하기 위해서 과연 얼마나 멀리까지 갈 수 있으며, 얼마나 많은 추가 비용을 지불할 수 있겠는가? 아마도 그러기가 쉽지 않을 것이다.

건강한 식단을 원하는 사람들은 또한 건강하게 키운 재료로 조리하고 싶을 것이다. 하지만 시장에서 구입할 수 있는 작물 중 90퍼센트 이상이 유전자 변형된 작물이라면 선택의 폭은 크게 줄어들 수밖에 없다. 상황이 이렇다 보니 변화를 실행하기가 대단히 어렵거나 거의 불가능하기도 하다. 우리가 현재 상태를 그대로 유지하게 만드는 사회의 힘은 생각보다 훨씬 더 강력하고 깊다.

지구상의 인구와 그 활동은 현대 문명이 출발했을 때부터 꾸준히 증가했다. 전쟁과 질병은 때로 인구 증가의 상승 곡선에 골짜기를 만드는 경우도 있었지만, 그러한 골짜기는 다시 인구가 비약적으로 증가하는 시대가 시작되기 전에 오는 짧은 휴지기에 불과했다. 인구가 증가함에 따라 자연자원이 급격히 소모되었고, 그에 따라 주요 자원이 고갈되는 결과를 가져왔다.

인간 활동의 전체 영역에서 발견되는 보편적 패턴 중의 하나는 기하급수적 성장이다. 기하급수적 성장이란 단순히 활동의 양이 증가하는 것이 아니라, 증가하는 속도 자체가 증가하는 것을 말한다. 기하급수적 성장의 예를 들어보자. 지금 당신에게 만 원이 있다고 가정해보자. 매일 지출을 두 배로 늘린다면 어떤 일이 생길까? 초등학교 3, 4학년이라도 금세 이렇게 답할 수 있는 간단한 문제다. "무슨 일이 일어나냐구요? 빈털터리가 되는 거죠." 첫째 날 천 원을 쓰고, 둘째 날 2천 원을 쓰고, 셋째 날 4천 원을 쓴다. 그러면 넷째 날에는 돈을 쓸 수가 없다. 넷째 날에는 8천 원을 써야 하는데, 그 돈이 없는 것이다. 이런 방식의 성장을 우리는 '지속가능하지 않다'고 말한다.

처음에 증가의 속도는 별것 아닌 것처럼 보이지만, 머지않아 상승 곡선은 마치 로켓처럼 수직으로 올라간다. 세계 인구와 에너지 고갈, 의료비용, 국방비, 화학비료의 사용, 지상과 대기와 수중에 퍼붓는 쓰레기의 양, 당뇨병과 비만과 암 등 생활습관 관련 병의 발생률, 국가 채무 등등은 파괴적으로 기하급수적 성장을 하는 몇 가지 사례에 불과하다. 자원이 무한하다면 기하급수적 성장은 지속할 수 있다. 하지만 불행하게도 우리의 자원은 무한하지 않다.

이런 현상은 숨을 들이쉬기만 하고 내쉬지 않는 것과 같다. 숨을 내쉬지 않고 계속 들이쉬기만 하면 어떤 일이 생길지 모르는 사람은 없다. 아무리 많이 들이쉬어도 결국에는 내쉬어야 한다. 그렇지 않고 숨을 들이쉬기만 하면 허파가 터져버리고 말 것이다. 계속 숨을 들이쉬기만 하는 것처럼 외형적으로 계속 성장하는 것은 불가능하다. 우리는 너무 오랫동안 들이쉬기만 했기 때문에, 즉 너무나 오랫동안 소비만 해왔기 때문에 이 방식을 계속 유지할 수 없다는 것을 알면서도 이 패턴을 어떻게 바꿔야 할지 모른다. 그러므로 우리는 자연스러운 균형 감각을 회복해 들숨에서 날숨으로 서서히 옮겨가야 한다. 숨은 내쉴 때라야 다시 들이쉴 수 있는 법이다.

진실을 있는 그대로 보는 데는 대단한 연구가 필요 없다. 진실을 있는 그대로 보는 것은 그리 복잡하지도 않다. 우리에게 필요한 것은 순수한 관찰이다. 열린 마음과 맑은 눈만 있으면 할 수 있다.

 2012년 12월 21일에 특별히 종말론적인 일은 어떤 것도 없었다. 그렇다고 이것이 인류가 우주적인 시험을 통과했다거나, 우리가 행한 집단적인 선택의 결과를 직면하지 않고 현재의 방식을 계속 고수해도 된다는 뜻은 아니다. 외적 성장과 물질주의, 소유, 경쟁, 지배는 인류문명을 움직이는 패러다임의 키워드들이다. 이런 패러다임 아래에서 성장은 부富를 더 많이 축적한다는 뜻이다. 발전은 더 많은 상품을 생산함으로써 더 많은 자연자원을 쓰레기로 만든다는 뜻이다. 우리는 그렇게 파괴적이고 낭비적인 문명이 가져올 결과를 세계적이고 장기적인 안목으로 검토해본 적이 없다.

 이렇게 그릇된 패러다임은 '자아는 분리되고 고립된 개체다'라는 잘못된 인식과, 그런 인식에서 기인하는 이기심, 탐욕, 경쟁심 등에 뿌리를 두고 있다. 이런 시각이 지배적이고, 모두가 이런 시각으로 세상을 바라보는 한, 우리는 야생의 자연을 정복과 착취의 대상으로 보고, 다른 사람들이나 생명체들은 자신의 생존과 번영을 위해 이기고 지배해야 하는 경쟁자로 보게 된다.

 우리의 과학기술과 사회제도는 눈부실 만큼 빠르게 발전했다. 하지만 기술을 활용하고 제도를 만드는 인간의 마음이 달라지지 않았기에 눈부신 발전은 분리와 갈등, 파괴를 감소시키기보다 오히려 증가시키는 결과를 낳았다. 지구의 생태계는 회복이 불가능한 지점에까지 내몰렸다. 세계 경제를 들여다보면, 부의 불균형은 심각한 지경이다. 세계 인구의 4분의 1이 하루 1달러 이하의 돈으로 연명하고 있다. 매일 2만5천 명 정도가 굶어죽는데 이 가운데 1만5천 명은 어린이들이다. 반면에, 수억 명의 사람들이 비만에 시달린다. 전 세계 인구의 극소수가 대부분의 부를 소유하고 있다.

이와 같은 인류문명의 대차대조표를 보고 있자면, 이런 의문이 들지 않을 수 없다. 이것이 정말 우리의 최선인가? 이러한 상황을 개선할 수 있는 엄청난 뇌의 힘과 기술력을 가지고 있으면서도 체념적으로 공룡의 운명을 따라가야만 하는가? 문명의 방향을 바꾸는 일은 그토록 엄청난 일인가? 변화하기에는 너무 늦었는가? 만약 아직도 기회가 남아 있다면 어디서부터 시작해야 하는가?

변화가 종말론적일 필요는 없다. 하지만 꼭 일어나야 한다. 그렇지 않으면 우리 삶은 지속가능하지 않으므로 끝날 수밖에 없다.

변화는 깊고 철저해야 한다

인간 활동이 지구에 끼친 영향을 평가하는 방법에 '생태 발자국'이라는 개념이 있다. 내가 서 있기 위해서는 양발 넓이의 땅이 필요하다. 양발의 넓이가 곧 나의 생태 발자국이다. 내가 눕기 위해서는 지면에 닿는 내 몸 넓이만큼의 땅이 필요하다. 이처럼 가장 생산적이지 않은 활동조차도 인간의 모든 활동은 일정한 넓이의 땅이 필요하다. 목재를 얻기 위한 산림과 물고기를 잡기 위한 어장, 농토나 주택 및 상가로 사용할 토지 등이 필요하다. (사실, 산림은 광합성을 통해 이산화탄소를 산소로 전환시켜주기 때문에 인간의 호흡을 위해서도 꼭 필요하다.) 이러한 모든 활동에 필요한 지표 면적의 크기를 우리는 '생태 발자국'이라고 한다.

국가마다 생활양식과 경제 발전의 정도가 다르기 때문에 나라마다 생태 발자국의 크기가 다르다. 현재 지구의 전체 인구를 유지하려면 지구 표면적보다 1.5배 넓은 생태 발자국이 필요하다고 한다. 모든 나라가 미국의 경제 발전을 따라잡기 위해 경쟁하고, 모든 사람이 고소비 성향의 미국 생활양식을 본받고 싶어 한다면, 생태 발자국은 현재의 지구보다 5배나 넓은 면적이 필요하다.

특히 인도와 중국처럼 급속도로 산업화하고 있는 인구 대국들은 파국을 충분히 예측할 수 있는데도 고소비 경제로 가는 길을 따라가고 있으니 안타까울 따름이다. 우리가 생활의 규모를 적절하게 축소할 의사가 없다면, 현재의 지구 외에 4개의 지구를 더 만들어야 한다는 이야기다. 우리가 그렇게 할 수 있을까?

유기농 채소를 먹고, 하이브리드 자동차를 몰고, 좀더 부지런히 재활용을 실천한다고 해도, 지구 차원에서 보면 별반 차이가 없다. 물론 개인적으로나 세계적으로 친환경적인 생활이 가져오는 긍정적 효과를 부정하자는 것은 아니다. 현재 개인적으로나 집단적으로 우리의 삶을 움직이고 있는 성공과 이익을 우선하는 가치들이 지배적인 가치로 머물러 있는 한, 개인적인 노력으로 생활양식을 친환경적으로 바꾼다 해도 전체에 미치는 영향은 미미할 것이다.

솔직하게 말해보자. 개인적인 이익과 전체의 이익이 서로 충돌할 때, 당신은 전체의 이익을 위해서 현재 누리고 있는 개인적인 생활의 편의와 문명의 이기를 일부라도 포기할 의사가 있는가?

자신이 중요하게 여기는 가치가 무엇인지 어떻게 알 수 있냐고 누군가 내게 묻길래 이렇게 대답했다. "당신의 통장이나 신용카드 거래 내역서를 보면 당신이 무엇에 관심을 기울이고, 어떤 대상에 가치를 부여하는지 알 수 있습니다." 사람은 누구나 자신이 원하는 것을 위해 돈을 쓸 것이기 때문이다. 우리는 진정으로 평화를 원하는가? 우리는 진정으로 지속 가능한 문화를 원하는가?

당신은 지구를 얼마나 소중하게 생각하는가? 정말로 소중하게 느껴지면 우리는 그것에 우선순위를 둔다. 이런 생각은 특정 선택을 할 때, 특히 시간과 돈을 배분할 때 반영된다. 지출 목록은 바로 이렇게 우리의 우선순위를 정직하게 보여준다. 단체와 정부, 국가의 경우도 마찬가지다.

만약 세상에 참된 변화가 보이지 않는다면, 이는 간단히 말해 우리가 참된 변화를 일으키는 데에 별다른 관심이 없다는 뜻이다. 우리는 더 이상 피상적인 변화만을 즐기고 있을 여유가 없다. 우리의 변화는 근원적이고, 실질적이며, 철저해야 한다.

우리의 변화가 근원적이고, 실질적이며, 철저하다면 그 변화는 우리의 신념, 인식, 경험에 영향을 줄 것이다. 그리고 우리는 세상을 다르게 보고, 자신의 실체를 다르게 체험할 것이다. 우리는 현재 우리가 세계를 인식하고 평가하는 방식에 너무 익숙한 나머지,

또 다른 가능성을 생각하지 못하는 것은 아닐까. 그러나 우리가 꿈꾸던 변화가 일어난 후에는, 현재 우리가 가지고 있는 제한된 신념, 인식, 경험의 틀 안에서 어떻게 그토록 오랫동안 살 수 있었는지 의아해 하며 놀랄지도 모른다.

속도를 늦추고
숨을 내쉴 때다

지금부터 10년 후에 세상은 어떤 모습일까 하고 최근에 상상해본 적이 있다. 10년이 지난 그때도 여전히 우리는 '10년 후의 모습'을 꿈꾸고 있을까? 우리는 현재의 문명이 태동했을 때부터 계속 이 길을 걸어왔다. 처음에는 걸었지만 이내 뛰기 시작했다. 시간이 흐르면서 뛰는 사람은 다른 사람으로 바뀌었지만, 뛰어가는 방향은 변하지 않았다.

산업과 과학기술, 문명의 속도는 한층 더 빨라졌고, 우리는 우리가 달리는 열차 속에 있다는 것을 알게 되었다. 여전히 우리는 같은 방향으로 달리는 열차를 타고 있다. 이 길이 바른 길임을 알아서가 아니라, 그저 다른 길이 없는 것 같아서 계속 같은 열차를 타고 있다는 것이다. 그러고는 조금씩 불안해하기 시작한다. 우리가 탄 이 열차에 혹시 기관사가 없는 것은 아닐까, 하는 의구심이 조금씩 커져간다. 창밖으로 보이는 풍경은 더욱더 황량해지고 속도는 더욱더 빨라지는 것 같다. 이 길을 가다가 산기슭과 충돌하거나, 벼랑 아래로 추락할지도 모른다는 생각이 매일매일 스친다.

우리는 지금 너무 빨리 달리고 있기 때문에 멈출 수가 없다. 그렇다고 방향을 바꿀 수도, 후진할 수도 없다. 그렇게 하면 결국 어디로 가는지도 모르면서 길을 가는 실수를 반복하는 것이 될 테니 우리는 속도를 늦춰야 한다. 신선한 공기를 깊이 들이쉬고 내쉬면서 가슴 속의 긴장을 밖으로 내보내야 한다. 개인이든 집단이든 우리는 잠시 멈춰 서서 지금 우리가 어디에 있는지, 어디로 가고 싶은지, 실제로는 어디로 향하고 있는지 살펴보아야 한다. 인생의 진리를 진지하게 파고들었던 노자는 이렇게 설파했다. "방향을 바꾸지 않으면 지금 향하고 있는 곳이 바로 도착점이 될 것이다." 나는 노자의 말에 동의한다. 우리는 지금 우리의 우선순위를 재평가하고, 새로운 목적을 설정하며, 계획을 짜서 실행에 옮겨야 한다.

에고의 눈에서
타오의 눈으로

"당신의 뇌는 긍정적인가, 부정적인가?" 긍정적이기도 하고 부정적이기도 하다고 대답하려 했다면 이런 질문은 어떤가? "당신의 뇌는 둘 중에 무엇이 기본 모드인가?"

이런 가정을 해보자. 당신이 지금 이 책을 읽고 있는 순간, 집 밖에서 '쿵' 하는 소리가 들렸다. 소리의 정체를 알 수 없다면 어떤 생각이 가장 먼저 떠오를까? 그 생각은 긍정적인가, 아니면 부정적인가? 하늘에서 커다란 돈 가방이 떨어지는 소리일 수도 있겠지만, 대개는 그렇게 긍정적으로 생각하지 않는다. 오히려 "무슨 문제가 생겼지?"라고 부정적으로 생각하기 십상이다.

이것이 뇌의 기본 모드다. 심리학에서는 이를 '부정적 편향'이라고도 하는데, '무엇이 잘못되었나 혹은 잘못될 수 있나?'라고 생각하며 바짝 경계하는 부정적 예감의 상태다. 이 기본 모드가 사실 그렇게 나쁜 것은 아니다. 이런 반응은 현실에서 유용한 역할을 하기 때문이다. 인생에서 좋은 일이 일어난다고 당신의 목숨이 어떻게 되지는 않는다. 사실 좋은 일은 일어날수록 더욱 좋을 뿐이다. 그러나 나쁜 일은 단 한 번만으로도 목숨이 위험할 수 있다. 호랑이나 독사를 마주치거나, 벼락을 맞거나, 무장 강도의 공격 등이 그렇다. 이런 일은 단 한 번만 일어나도 당신의 생명을 위협할 수 있다. 우리는 진화의 과정을 거치면서 이를 터득했고, 자신을 보호하기 위해 부정적으로 편향된 경계 모드를 뇌 속에 만들게 되었다. 이 기능은 수백만 년 동안 우리에게 도움을 주었다.

우리 뇌 속의 이런 기본 모드 때문에 우리는 확인되지 않은 것이라면 모두 잠재적인 위협으로 간주하는 경향이 있다. 일단 무엇인가를 '위협'으로 인식하면, 우리는 자동적으로 자신의 영역을 위협에서 '분리'시키고, 자기 주변상황을 통제하며, 자신의 영역을 지키기 위해 모든 수단을 강구한다. 위협, 분리, 통제는 우리가 보통

'에고'라고 부르는 분리된 개체적 자아의 입장에서 세계를 바라보았을 때, 그 세계를 구성하는 주요 요소들이다. 에고는 고립적이고 자신의 한계 속에 갇힌 존재로, 상상으로 지어낸 허구인데도 우리의 인식이 근원적인 존재에 이르기 전까지는 이 에고가 실재한다고 믿는다.

이런 반응 모드는 스트레스를 받을 때, 특히 어떤 대상이 자신의 안전을 위협한다고 느낄 때 두드러진다. 그런 상황에서 가장 중요한 인식은 나(혹은 나의 영역)와 남을 구별하는 것이다. 당신이 자신 혹은 자신의 영역이라고 여기는 것에는 당신의 생각이나 몸, 돈, 가족 등 주어진 상황에서 자신에게 속해 있다고 느끼는 모든 것이 해당된다. 이렇게 해서 자신의 존재와 자신의 영역을 명확히 인식하게 된다. 뇌가 일단 스트레스 반응 모드에 들어가면, 당신의 모든 의식은 어떻게 상대를 이기고 살아남을까에 집중된다. 이 목적을 달성하기 위해 모든 수단과 방법을 동원하는데, 여기에서 모든 상황을 통제할 수 있는가 없는가는 대단히 중요한 의미가 있다.

우리의 뇌 속에 이런 기본 모드가 형성된 것은 아득한 옛날, 인류가 아직 지구의 지배종이 되기 위해 다른 종種과 경쟁해야 했던 때로 거슬러 올라간다. 그래서 이러한 모두가 우리 삶에 미치는 영향은 개인적으로 선택할 수 있는 행동양식의 범위를 훨씬 넘어선다. 이 기본 모드는 개인적인 행동양식을 넘어서 인류가 세계와 관계를 맺는 일반적인 방식의 기초를 형성했다. 그 기초가 되는 인식은 이렇다. '우리 모두는 분리된 존재요, 타자는 잠재적인 위협이다.' 그러므로 우리는 타자를 이기기 위해서 타자보다 강해져야 한다. 이런 시각에서는 자연은 자비로운 어머니, 혹은 생명의 원천이나 보호자로 보이지 않는다. 자연은 위험한 야생으로서 개척하고 정복할 대상으로만 보인다.

수세기 동안 인류는 행동양식을 세련되게 다듬어왔지만 '나는 세상과 분리된 개별적인 존재다'라는 기본적 인식에는 아무런 변화가 없다. 이렇게 오래 묵은 인식이 반영되어 우리가 세상과 관계를 맺는 방식에도 아무런 변화가 없다.

에고의 눈에 비친 세상의 관점은 정말 설득력이 있어 보이고, 사실상 인류사의 대부분을 지배해왔다. 그러나 지금 세상에서 벌어지는 일들을 살펴보면, 과연 그 관점이 옳고 타당한지 의문스럽다. 그런 관점은 과연 올바른 인식일까? 삶에 대한 올바른 접근 방식일까?

역사적으로 살펴보면, 세상을 사는 방식에는 이런 관점만 있는 것은 아니다. 지난 수천 년의 역사를 돌이켜보자. 그 역사 속에서는 세상을 분리된 파벌의 집합체나 전쟁터로 보지 않고, 관찰자 자신의 의식까지를 포함해서 통합된 하나의 전체로 바라본 문명과 사상도 있었다. 세상을 하나의 전체로 본다는 것은 세계의 큰 그림 속에서 그리고 생명의 큰 울타리 속에서 자신의 개별적 자아에게만 특별한 위치나 의미를 부여하지 않는다는 뜻이다.

잠시만 이런 통합적인 시각에 대해 살펴보기로 하자. 아주 짧은 시간만이라도 이런 시각으로 사물을 보면 세상이 매우 다르게 보이기 때문이다.

첫째, '위협'에 대해 생각해보자. 추위에 아무런 대비를 하지 않고 있는데, 갑자기 날씨가 추워지면 날씨의 변화를 위협으로 느낄 수 있다. 하지만 날씨는 당신에게 아무런 개인적인 감정도 없고, 당신을 해하려는 의도도 전혀 없다. 날씨는 계절에 따라 변해가며, 지금까지 해오던 대로 자신의 일을 하고 있을 뿐이다.

나는 애리조나 사막에서 하이킹하기를 좋아하는데 사막의 날씨는 드라마틱하게 변한다. 마치 여름과 겨울 외의 다른 계절은 없는 것 같고, 여름도 겨울도 아주 빨리 온다. 갑자기 날씨가 추워지면 들판에 흐드러진 야생화는 심각한 피해를 입는다. 만약 자연이 야생화에게 개인적으로 관심이 있어서, 꽃도 제대로 펴보지 못하고 서리 맞는 것을 안타까워해서 계절의 순환을 지연시킨다면 어떨까? 자연이 그렇게 사사로이 움직인다면 무슨 일이 벌어질까? 아마도 큰 혼돈이 일어날 것이다. 자연은 부분적으로든 전체적으로든 우주의 법칙에 따라 움직인다. 자연의 법칙에는 편애도, 예외도, 면제도 없다. 에고의 눈에 개인적인 위협이나 공격으로 보이는 것은 사실 전체의 시각에서는 정상적이고 자연스러운 변화의 과정이다.

둘째, '분리'에 대해 살펴보자. 당신은 지금 컵 속의 물을 마시고 있다. 그 물이 이 지구상에 존재하는 다른 수자원과 분리되어 있다고 생각한다면 크게 착각한 것이다. 앞으로 한두 시간 내에 당신이 화장실로 가서 지금 마신 물을 몸 밖으로 배출한다면, 이 물이 지구상의 다른 물과 분리되어 있지 않다는 것을 입증하게 될 것이다. 전체의 시각에서 바라보면 분리라는 개념 역시 환영이다.

셋째, '통제'는 또 어떤가? 분리가 환상이므로 통제 또한 환상이다. 어떻게 부분이 전체를 통제할 수 있는가? 새끼손가락을 보자. 당신이 새끼손가락을 들어 올릴 수는 있지만, 새끼손가락이 당신을 들어 올릴 수는 없다. 부분이 억지스럽게 전체를 통제하려고 하면 결국 전체를 파괴하게 될 것이고, 아마도 그런 일이 일어나기 전에 전체는 그 부분을 제거하고 말 것이다. 인간과 지구의 관계 역시 마찬가지다.

우리는 세상을 바라보는 방식과 세상과 관계 맺는 방식을 바꿀 필요가 있다. 현재의 방식이 '악하기' 때문이 아니라, 현재의 방식을 유지하기에는 우리의 영향력이 너무나 커졌기 때문이다. 싫든 좋든 인류는 인류의 미래만이 아니라 지구에 사는 모든 생명체를 포함해 지구 전체의 미래를 결정하는 가장 강력한 요소가 되었다. 지금까지 수만 가지의 종들, 아름답고 생명력 넘치며 매혹적인 그리고 그 종 자체만이 아니라 생태계의 균형과 조화를 위해 중요한 수만 종의 생명체들이 멸종되었다. 우리가 현재의 방식을 고수하면, 결국은 세상과 우리 자신을 파괴하게 될 것이다.

우리에게 필요한 변화는, 세계를 서로 적대적이고 서로에게 위협적인 개체들이 모인 집합으로 보는 눈에서, 세계를 살아 있는 전체 속에서 분리할 수 없이 연결된 존재들의 네트워크로 보는 눈으로의 변화다. 나는 이 변화를 '에고의 눈'에서 '타오(道)의 눈'으로의 전환이라고 부르고 싶다.

타오의 눈으로 바라본 세계는 매우 다르게 보일 것이다. 에고의 눈으로 봤을 때 위협으로 보이던 것이 전체라는 큰 그림 속에서는 변화로 보일 것이다. 만물은 서로 밀접하게 연결되어 있고, 분리는 환상이라는 것을 알게 될 것이다. 변화, 연결성, 자연 그리고 타인과 공존하는 지혜, 이것이 타오의 눈으로 바라본 세계의 특징이다.

모든 것은
끊임없이 변화한다

변화는 자연의 본성이다. 변화하지 않는 것이 딱 하나 있다면, 그것은 '만물은 변한다'는 사실 자체다. 선도에서는 이를 '무상無常'이라 한다. 무상의 가르침은 다음과 같이 요약할 수 있다.

시작이 있는 것은 무엇이나 끝이 있게 마련이다. 창조된 것은 반드시 변화한다. 무상이 모든 사물의 본성이다. 아무것도 영원하지 않음을 깨닫는 것이 진짜 깨달음의 시작이다. 고통은 본질적으로 영원하지 않은 대상을 영원히 붙들려는 집착에서 온다. 그래서 무상의 진리를 깨달으면 집착에서 자유로워질 수 있다.

우리는 삶을 지속시키려고 노력하지만 삶은 언젠가 끝나도록 운명 지어져 있다. 생명의 이런 본질적인 모순은 삶이 고통이 될 수 있는 근거가 된다. 무상을 깨닫지 못하면 삶은 고통의 경험이다.

무상(변화와 변형, 성장 그리고 우리 자신을 포함해 우리가 애착을 갖는 모든 것들의 사라짐)은 인간이라면 누구나 겪는 기본적인 조건이다.

이런 진리를 이해하고 받아들이면 분별하는 마음을 버리고 진정으로 자비롭고, 겸손하며, 감사한 마음을 갖게 된다. 오직 그럴 때라야 우리는 만물의 가치와 의미를 알아보며, 우리가 하는 모든 일을 진실하고 감사하는 마음으로 하게 된다. 모든 존재가 무상하다는 것을 인정하는 것은 사물의 가치를 절하하는 것과는 다르다. 오히려 지금 이 순간 경험하는 것의 의미와 소중함을 깊이 이해하게 되고, 이것이 진정한 기쁨을 가져다준다.

현대과학이 발견한 세계는 타오의 눈으로 바라본 세계와 대단히 유사하다. 이 사실은 시사하는 바가 자못 크다. 과학과 타오의 만남을 연구·규명하기 시작한 시기에 나온 책 중 프리초프 카프라Fritjof Capra가 쓴 《현대물리학과 동양사상(The Tao of Physics)》이라는 책은 읽어둘 만하다. 현대 물리학에 따르면, 가장 미시적인 차원에서의 세계는 확률의 파동으로 진동하는 허공으로 존재한다. 세계의 이런 근본적인 속성은 무한한 변화의 가능성을 함축하고 있다.

더욱 충격적인 사실은, '이 확률의 파동은 의식적인 마음의 관찰을 통해 물리적 실체로 변한다'는 사실이다. 이는 곧 문자 그대로 사람의 마음이 실체를 창조할 수 있다는 뜻이다. 큰 것은 작은 것으로 이뤄져 있기 때문에, 현대 물리학이 발견한 이러한 원칙은 사물의 최소 단위에만 적용되는 것이 아니라, 당신이나 나와 같은 큰 것, 더 나아가 우주 전체에 이르기까지 모든 존재에 적용된다. 세계는 겉으로 보이는 것처럼 그렇게 단단하지 않다.

우주는 변화를 좋아한다. 단단해서 변화하지 않을 것처럼 보이는 모든 사물들이 양자의 차원에서 보면 끊임없이 움직이는 모래 위에 지어진 것들이다. 그런데 아이러니하게도, 계속 변화한다는 이것이 당신이 우주에 대해 신뢰할 수 있는, 지속성 있는 유일한 사실이다. 이것은 매우 긍정적이고 희망적이다. 또한 이런 사실은 생명의 본성 자체가 변화를 위한 우리의 노력을 뒷받침한다는 뜻이기도 하다.

'나의 삶'이라는 환영

무상을 우주의 보편적 원리로 받아들인다 해도, 이 원리를 적용하고 싶지 않은 것이 하나 있다. 바로 '나의 삶'이다. 우리는 자신의 삶만은 무상의 법칙에서 예외였으면 한다. 사랑하는 대상이나 친구와 함께, '내 것'이라고 생각하는 모든 것과 함께 영원히 존재하기를 바란다. 하지만 에고의 눈에서 타오의 눈으로 전환하기를 원한다면, '나의 삶'이라는 것도 극복해야 할 또 한 가지 환상이다. '나의 삶'이라는 생각은 마음속 깊은 곳에 뿌리를 박고 있기 때문에 삶이 끝나는 마지막 순간까지도 사람들은 대부분 그 생각에서 벗어나지 못한다.

이 문제를 생각해보자. 다음 두 물음 중 어느 것이 옳은가? "내가 생명의 주인(소유자)이다." "생명이 나의 주인(소유자)이다." 물론 생명은 소유권을 주장하지 않는다. 그러나 우리는 '내가 생명을 소유한 것'처럼 생각하며 산다. 내가 생명을 소유하고 있다는 이 생각이 '나의 생명'이라는 관념의 이면에 있는 굳은 신념이 아닌가?

이것에 대해 좀더 생각해보자. 어떤 점에서 그것이 '당신의' 생명인가? 당신이 그 생명을 만들었는가? 당신은 어떻게 태어났는지 기억하는가? 당신의 생명은 언제 시작되었는가? 당신이 태어난 것이 당신 생명의 시작인가? 언제 당신이 당신으로 존재하기 시작했는가? 태어났을 때부터인가? 정자와 난자가 만났을 때부터인가? 유전자가 생겼을 때부터인가? 당신이 출생할 때 누군가가 당신에게 와서 당신의 허락이나 동의를 구했는가? 이들 중 어떤 것도 진실이 아니다. 당신은 그냥 태어났다. 당신이 태어났을 때 생명은 당신의 안과 밖에 이미 존재하고 있었다.

시작이 그렇다면 끝은 어떤가? 생명이 당신을 떠날 때, 누군가를 당신에게 보내서 당신의 허가나 동의를 구할까? 아니다. 생명은 허가나 동의는 고사하고 아무런 통보나 암시조차 남기지 않고 떠날 것이다. 무언가가 허가도 없이 당신에게 와서 아무런 통보도 없이 떠난다면, 어떻게 그것을 '내 것'이라고 주장할 수 있는가? 사실 당신이 생명을 창조한 것이 아니라, 생명이 당신을 창조했다. 생명은 무수하게 다양한 형태로 자신을 표현한다. 그렇게 당신을 통해서도 자신을 표현한 것이다. 그러므로 생명은 당신이 소유하거나 관리할 수 있는 것이 아니다. 내 몸을 비롯해 '내 것'이라고 경험하고 인식한 것은 모두 생명이 아니라 생명의 현상일 뿐이다.

나와 같이 그리고 우리 모두와 같이 당신도 생명의 현상이자 생명의 표현이다. 우리의 삶, 생명의 과정에서 소유할 수 있는 것이라곤 당신의 경험뿐이다. 그 경험 중에도 일부만을 기억이란 형태로 소유할 수 있을 뿐이다. 그런데 이 기억조차도 그리 오래가지 못한다. 그리고 삶의 마지막 순간에는 삶의 경험의 총체적인 합에 대한 흐릿한 느낌만 존재할 뿐이다.

다른 모든 현상처럼, 하나의 현상으로서의 당신의 존재도 시작과 끝이 있다. 생명이 '보이는 형상'을 취하면 탄생이라 하고, 삶이 '보이지 않는 에너지 상태' 속으로 녹아 사라지면 죽음이라 한다. 생명 자체의 관점에서 보면 모든 것은 변화할 뿐이다. 그 어떤 것도 태어나는 것도, 죽는 것도 없다. 생명은 무한히 다양한 형상으로 자신을 표현하는, 시작도 끝도 없는 연속적인 흐름이다.

사실이 이렇다면 탄생과 죽음이라는 두 지점 사이에서 지속되는 일시적 현상과, 이 모든 현상들의 이면에서 이 모든 현상들을 가능하게 하는 생명 자체, 이 둘 중 어느 것이 진정으로 당신인가? 어떤 점에서 이 질문은 정말 어리석다. 진정으로 실재하며 영속하는 것, 그러니까 옛 선도 서적에 나오는 '광대하고 영원한 것'과 시간이라는 레이더 스크린에 반짝 하고 나타났다가 사라지는 덧없는 현상 사이에서 실체가 무엇인지 고르라는 것이기 때문이다.

이 질문의 답은 고도의 수행을 한 끝에 깨달음을 얻은 사람만 알 수 있는 게 아니다. 집착하거나 거부하지 않고 사물을 있는 그대로 순수하게 관찰할 수 있다면, 이 질문의 답은 절로 드러난다. 이런 관찰을 통해 다음과 같은 사실을 알 수 있다. "우리의 진정한 실체는 탄생과 죽음 사이에 매달려 있는 고독하고 연약한 존재로서의 일시적인 현상이 아니라 온 우주에서 존재했고, 지금 존재하고 있으며, 앞으로 영원히 존재할 만물의 본질로서 홀로 스스로 존재하는 영원한 생명이다." '그것'이 당신의 참나이다.

당신이 이 답을 받아들일 준비가 되어 있는지 모르겠다. 만약 준비되어 있다면 이 답은 영혼을 일깨우는, 당신 인생의 가장 큰 메시지가 될 것이다. 이것이 선도의 핵심이며, 내가 삶의 본성을 성찰하고 체험해 깨달은 사실이다. 이 자각과 함께 모든 것이 제자리를 잡았다. 영원한 것은 영원의 자리에, 무상한 것은 무상의 자리에.

다음의 시는 내가 제자들에게 헌정한 것으로, 우리 모두를 하나의 원으로 연결하는 생명을 찬미하고 있다.

생명의 시

사랑하는 나의 제자들이여
나의 이 고난이 부끄러움도 아니요
결코 슬픔도 아니다

다만 나는 이곳에서 생명의 신비를 느낀다

이 생명은 어디로부터 왔는가

밝고 아름답게 타오르는 생명의 신비함이여

인간이라는 잔에 담기에는 너무도 크고 밝구나

생명의 바다여

생명의 산과 들이여

생명의 하늘이여

허공을 가르는 반딧불의 반짝임이

생명을 노래하며 표현한다

선악의 안경으로 볼 수 없는 생명의 신비함이여!

생사의 허공을 가르며 반짝이는 반딧불의 정체를

그대들은 아는가

반짝 반짝 반짝

순간에서 순간으로

번쩍 번쩍 번쩍

찰나에서 찰나로 영원으로 이어지는

생명 생명이여!

사랑하는 제자들이여

나는 그대들에게 생명의 시를 드린다

변화를 이끌어내는 힘은 무엇인가?

당신은 변화를 원하는가? 아니면 당신에게 변화는 그저 스트레스일 뿐인가? 변화가 재미있는가, 아니면 무서운가? 우리는 본능적으로 안전과 안위를 바란다. 변화는 우리에게 기회를 주기도 하지만 위험도 감수해야 하기 때문이다. 변화가 찾아오면 지금 가진 것들을 잃을지도 모른다는 이유로 많은 이들이 변화를 두려워하고 변화에 저항한다. 변화하기 위해 실천해야 할 때 우리는 시작하기를 주저한다. 지금 이 시대는 더욱 그런 것 같다. 우리에게 필요한 변화의 영역이 개인적인 삶의 범위를 넘어서 있기 때문이다. 생각과 믿음, 행동, 습관, 생활양식, 문화, 제도 등 모든 것들이 깊고 넓게 변화해야 한다.

이러한 변화들을 위한 마스터키는 무엇인가? 어떻게 하면 이러한 변화들이 가능한가? 우리가 보고 싶어 하는 변화를 이끌어내는 데에 필요한 용기와 힘과 지혜는 어디서 나오는가? '글을 시작하며'에서 언급한 것처럼, 우리 삶 속에서 변화를 이끌어내는 데에 필요한 확신과 힘과 지혜 등은 진정으로 내가 무엇인지, 나의 본성이 무엇인지를 아는 데서 나온다. 나는 체험을 통해 그런 사실을 깨달았다.

우리의 모든 행동의 이면에는 그 행동을 뒷받침하는 신념이 있다. 이 신념들이 사물을 바라보는 방식을 결정하고, '이것은 가능하다, 저것은 가능하지 않다'라는 생각을 결정한다. 우리가 의식하든 못 하든, 이런 신념의 바탕을 이루는 것은 '나는 누구인가'에 대한 우리의 생각이다.

앞에서 에고의 눈에서 타오의 눈으로 바뀌는 과정을 설명한 것처럼, 오늘날 사람들은 대부분 '나는 다른 존재와 분리된 개체'라고 믿는다. 이 믿음은 일생 동안 끊임없이 눈으로 확인했기 때문에 의심해볼 생각조차 하지 않는다. 지금 이 순간에도 주먹으로 벽을 쳐보면 확인할 수 있다. 아픈 건 손이지 벽이 아니다. 상식이 있는 사람이라면 이렇게 자명한 진실을 어떻게 의심하겠는가?

그러나 이런 믿음에 의문을 제기할 때 비로소 우리는 참나를 찾는 여행을 떠날 수 있다. 앞으로 우리는 이 믿음에 의문을 제기하고 그 근원을 파헤쳐볼 것이다. 그랬을 때 시야가 좁아진 안경을 벗어버리고, 전체적이고 균형 잡힌 시각으로 사물을 바라볼 수 있을 것이다. 이 여행에서 우리 안에서 변화하지 않는 영원한 무엇인가를 찾아볼 것이다.

우리 안에 존재하는 영원한 것에 대한 발견은, 우리를 우리가 바라고 꿈꾸던 변화들을 창조하는 길로 안내한다. 뿐만 아니라 개인으로서 그리고 인류로서 우리가 가진 진정한 가능성을 온전히 실현하는 길로 안내해줄 것이다. 이 발견의 여정에서 현대과학의 탐구정신이 우리를 안내할 것이며, 인류의 가장 소중한 영적 전통이 우리의 손을 잡고 앞으로 나아갈 것이다.

2장

나의
실체는
무엇인가?

C H A N G E

우리는
알고 싶어 한다

호기심은 인간 본성의 한 부분이다. 우리는 사물에 대해 궁금해 하고, 궁금증을 풀기 위해 묻는다. 이것은 어디에서 나왔으며, 어떻게 기능할까? 이런 의문과 질문하기의 끝은 인간과 우주라는 존재의 근원을 아는 것이다.

나는 누구인가? 왜 나는 여기에 있는가? 나는 자라면서 부모님과 주위 어른들에게 그런 질문을 해봤지만, 그다지 설득력 없는 대답만 들었을 뿐이다. 별이 빛나는 밤에 하늘을 보면서 무수한 별들이 어떻게 존재하게 되었는지, 어쩌면 그렇게 반짝이는지 궁금하게 여겼다. 또한 하늘이 어디에서 끝나는지, 그 하늘 끝에는 무엇이 있는지 알고 싶어 했다.

이런 질문들은 비단 우리만이 아니라 문명의 태동기에서부터 많은 사람들이 해왔다. 인류는 이런 앎에 대한 갈증을 두 가지 방식으로 풀려고 했다. 첫째는 외면적으로 객관의 세계를 관찰하고 분석하는 방식이요, 둘째는 내면적으로 마음에서 일어나는 일을 살펴서 터득하는 방식이다.

외면 세계의 객관적이고 분석적인 연구는 과학과 기술의 발전을 낳았고, 내면세계에 대한 주관적이고 사색적인 성찰은 인류의 다양한 종교적 영적 전통들에 영감을 부여한 지혜와 통찰을 가져왔다. 그런데 매우 흥미로운 사실은, 이 시대에 와서는 삶의 근원적인 질문들에 대해 거의 같은 말을 하는 것처럼 보일 정도로 두 가지 방식이 서로 아주 가까이 접근하게 되었다는 것이다.

나의 실체가 무엇인지를 알아보려면, 먼저 과학자들이 하듯이 하면 된다. 이는 표면에서 시작해 점점 본질 속으로 파고드는 길이다. 보고 만지고 느끼는 것에서 시작해, 미세하고 깊은 존재의 층으로 들어가 보기로 하자.

내가 아는 것이 전부가 아니다

유기체인 인간에게는 여러 기관이 있다. 기관은 조직으로 이루어졌고, 조직은 세포로 이루어졌다. 여기까지는 별 문제가 없다. 그러나 실체에 대한 전통적인 믿음은 이미 세포의 차원에서 도전받고 있다.

알다시피, 세포는 살아 있는 유기체를 구성하는 기본 단위다. 인간은 하나의 세포가 여러 개로 분화하여 발달한다. 최근 유전공학이 일군 성과에 따라, 줄기세포뿐 아니라 일반적인 체세포로도 하나의 유기체를 발생시킬 수 있게 되었다. 이것이 가능한 이유는, 한 개의 도토리 안에 커다란 참나무가 잠재되어 있듯이, 각 세포에는 독자적인 생명의 메커니즘과 유기체로 자랄 수 있는 모든 정보가 담겨 있기 때문이다.

다세포로 이뤄진 유기체에서 하나의 세포가 자신의 행동을 어떻게 조절하고 다른 세포와 협력하는지에 대해서는 아직 정확히 밝혀지지 않았다. 혼자서 감당하기 힘든 일을 함께하기 위해 모인 개인들처럼, 세포는 자발적으로 스스로를 조절하는 것 같다. 이처럼 공동의 목표를 위해 다른 세포와 협력하기도 하지만, 동시에 자신의 독자적인 길을 갈 수 있는 능력 또한 갖고 있는 것 같다. 암세포가 이 경우에 해당한다.

이 세포들이 모여서 좀더 큰 하나의 유기체를 구성하지만, 동시에 자발적으로 서로 협력하는 독립된 유기체라고 한다면, 과연 '나'는 어디에서 시작하는 것일까? 세포라는 독자적 유기체가 모여서 인간을 구성한다면, 과연 '나'는 어디에서 시작하는 것일까? '나'는 진짜 존재하는 실체인가? 아니면 '여러 구성 요소들의 집합'을 지칭하는 편의상의 개념에 불과한 것일까?

나를 구성하는 요소들에도 같은 생각을 적용할 수 있다. 우리가 '나'라는 말로 의미하는 바를 들여다보면, 거기에는 수많은 '내 것'이 있다. 내 몸, 내 나이, 내 이름, 내 직업, 내 가족, 내 집, 내 컴퓨터, 내 자동차, 내 기억, 내 돈, 내 페이스북, 내 개인관계, 내 사회관계 등등. 하지만 이들 중 어느 것도 '나'가 아니다. 이들은 모두 '내 것'이지 '나'가 아니다.

다음과 같은 연습을 해보자. 내 것이라고 생각되는 것들을 목록으로 적어놓고 그 중 하나를 골라 이렇게 묻는다. "이것이 없어지면 나는 더 이상 내가 아닌가?" 컴퓨터가 없으면 당신은 더 이상 당신이 아닌가? 집이 없다면? 이름이 없다면? 대답이 '아니오'라면 해당 항목이 없어져도 당신은 '변함없는 당신으로 존재한다'는 것이다. 그러면 '아니오'라고 답한 항목을 목록에서 탈락시킨다. 이렇게 목록에 있는 모든 항목으로 질문해본 다음 그 결과를 살펴보자. 아마도 요건을 충족시켜서 남은 항목이 하나도 없을 것이다. 몸도 역시 탈락했을 것이다. 몸만 있다고 사람이 되는 것은 아니기 때문이다.

그렇다면 나는 어디에 있는가? '나'라는 실체는 존재하는가? 아니면 나는 서로 연관된 파일들을 모은 폴더 이름이나 이름표에 불과한가? '나는 누구인가'라는 질문은 결국 존재하지도 않는 귀신을 좇는 일이었는가? 무엇이 '나'를 만드는가? 이에 대한 답이 될 수 있는 가장 적합한 후보는 아마도 생명이 아닐까 한다. 신체에서 생명이 빠져나갔을 때 그 사람은 더 이상 존재하지 않는다고 여겨지기 때문이다.

　이 지점에서 명확한 답을 얻기에는 너무 이르지만, 열린 자세를 유지하며 사물을 새로운 시각으로 보려고 하는 것은 중요하다. 더욱 깊은 층으로 들어가 세포를 지나 분자와 원자 수준에 이르면 상황은 더욱 혼란스러워진다. 원자 수준에서는 우리가 자신의 삶에서 유지해 왔던 모든 가치 기준들, 우리가 자신의 정체성이나 세계관에서 중요하게 취급했던 모든 것들(선과 악, 아름다움과 추함, 옳음과 그름, 깨끗함과 더러움)이 모두 무너져 내린다. 분자 중에는 구조가 비정상적이고 일그러진 분자가 존재하기도 한다. 그러나 세상에 '나쁜' 원자는 존재하지 않는다. 원자의 수준에서는 미각이나 후각과 같은 생물학적·화학적 속성은 찾아볼 수 없다. 그런 속성들은 분자의 수준까지만 존재한다.

　색채와 소리 등을 비롯한 여러 물리적 속성 또한 원자의 수준에서는 존재하지 않는다. 내가 과학자들에게 들은 바로는 이렇다. "이런 속성들은 원자에서 직접 나타나는 것이 아니라, 한 원자가 다른 원자들과 형성하는 수학적·구조적 관계 속에서 만들어지는 것들이다." 이 세상에서 가장 끔찍하고 추하고 불쾌하다고 생각되는 사물을 구성하는 원자도 온 우주에 현존하는 역동적 균형과 질서와 조화를 완전하게 표현한다. 이는 얼마만큼 깊이 관찰하느냐의 문제일 뿐이다.

　이 지점까지는 사물들이 그런 대로 견고해 보인다. 하지만 원자의 수준을 넘어갔을 때 나타나는 모습은 완전히 달라진다. 자, 이제 원자 속으로 더 깊이 들어가보자. 수소원자는 전자와 양자가 각각 하나로 가장 단순한 구조를 하고 있으므로, 수소 원자를 예로 들어보자. 수소 원자를 축구장 크기로 확대하면 원자의 중앙에 있는 핵은 그 크기가 엄지손톱만 하다. 혹은 탁구공만 하다고 상상해볼 수도 있다. 길이가 100미터나 되는 축구장에서, 중앙에 있는 작고 하얀 탁구공이 제대로 보이겠는가? 원자의 핵과 가장자리 사이에는 무엇이 있는가? 그 곳은 빈 공간이다.

다른 모든 원자처럼, 수소원자의 99.99999퍼센트는 빈 공간으로 이뤄져 있다. 그러므로 물리적으로 보자면, 우리는 사실상 비어 있는 것이나 다름없다. 다른 식으로 표현해보면, '사실상 우리는 존재하지 않는다!'

상대성이론에 따르면 물질과 에너지는 등가 等價이며 상호 교환이 가능하다. 기본적으로 물질은 에너지가 응축되고 고정된 형태다. 여기에서 한 발짝 더 나아가 원자 아래의 아원자, 혹은 양자의 세계로 들어가면 물질과 에너지의 구분이 사라지고 100퍼센트 공간만 남는다. 거기에는 우리가 고체라고 부를 만한 어떤 것도 존재하지 않는다. 부분도 없고 분리도 없다. 하나의 공간, 하나의 에너지, 하나의 우주만이 존재한다. 너무 허망하게 들리는가? 걱정하지 마라. 앞으로 살펴보겠지만 그 세계는 공허한 세계가 아니다.

자, 이제 좀더 기이한 세계로 들어가 보자. 양자역학은 세계를 설명하는 가장 훌륭한 이론으로 평가받고 있으며, 양자역학을 과학기술 분야에 응용해 레이저와 트랜지스터, 의료영상기술, CD,

DVD 등 수많은 상품이 개발되었지만, 그 원리 자체는 정말로 기이하다.

덴마크 물리학자이자 노벨상 수상자로 양자론을 창안한 닐스 보어Niels Bohr는 "양자론을 듣고도 충격받지 않았다면 그 사람은 양자론을 이해하지 못한 것이다"라고 말했다. 20세기의 위대한 수학자이자 물리학자였고, 역시 노벨상을 수상했으며, 캘리포니아 공과대학에서 재직한 리차드 파인만Richard Feynman은 "양자역학을 이해할 수 있는 사람은 없다고 말해도 과언이 아닐 것이다"라고 지적했다. 그러니 지금 설명하는 것 중 일부가 이해되지 않아도 걱정할 필요는 없다. 그냥 열린 마음으로 내 설명을 편안하게 따라오면 된다.

유명한 '이중슬릿 실험'에서 과학자들은 먼저 2개의 수직 슬릿(가늘고 기다란 틈)을 세워놓고 그 뒤에 스크린을 설치한 다음, 전자들을 발사해 수직 슬릿을 통과한 전자들이 스크린에 부딪히도록 했다. 2개의 수직 창문에 돌들을 던져서 창문 뒤의 벽에 부딪히게 했다면 벽에는 돌 자국이 2개의 수직선으로 나타날 것이다. 마찬가지로 2개의 수직 슬릿을 통과한 전자들이 스크린에 부딪혀 생긴 자국은 2개의 수직선이 되어야 한다. 그런데 이 입자들은, 심지어 한 번에 하나의 전자를 발사했을 때조차, 선線이 아니라 간섭무늬를 형성했다. 이는 2개의 슬릿을 통과한 것이 입자가 아니라 '파동'일 때 나타날 현상이다. 입자들이 마치 파동처럼 2개의 슬릿을 동시에 통과한 것처럼 보인다. 어떻게 하나의 입자가 파동처럼 양쪽 슬릿을 동시에 통과할 수 있단 말인가?

과학자들은 전자들이 어느 슬릿을 통과하는지 살펴보기 위해, 각 슬릿 옆에 검출기를 설치했다. 그런데 정말 놀라운 일이 벌어졌다. 검출기를 통해 드러난 관측 결과에는 간섭무늬는 사라지고 입자무늬만 그려져 있었다.

어떤 사물이 한계가 없고 유동적인 파동이면서, 동시에 형태가 있고 견고한 입자가 된다는 것은 말이 안 된다. 거리도 떨어져 있는 상태에서 비물질적인 마음이 관찰한다고, 어떻게 객관적인 물리적 실체에 변화를 일으킬 수 있단 말인가? 입자의 관찰은 인간의 마음이 아니라 기계(검출기)가 했다고 주장할 수도 있다. 그러나 이 검출기는 누가 만들었는가? 누가 거기에 설치했는가? 누가 데이터를 해석했는가? 인간의 마음이 했다.

실험 결과를 도저히 믿을 수 없었던 과학자들은 실험 과정에 문제가 있는 것으로 판단하고 실험을 되풀이했지만 결과는 매번 똑같았다. 결국 '양자는 입자로도 행동하고 파동으로도 행동한다'는 결론을 내리게 되었다. 물리학에서는 이를 '입자–파동의 이중성'이라고 하며, 이는 양자역학의 기본 원리다. 모든 물질은 양자의 수준에서 입자와 파동의 성질을 동시에 보여준다. 한 저명한 과학자는 이를 '파립자波粒子(wavicle)'라 부르자고 제안하기도 했다.

이런 현상에 대한 해석 중 가장 널리 받아들여진 해석에 따르면, 양자 수준에서 사물은 확률의 파동으로 존재하고, 이 확률의 파동은 의식 있는 마음의 관찰에 의해 물리적 실체로 나타난다.

이런 해석을 받아들일 수 없었던 아인슈타인은 "저 달이 내가 바라보고 있지 않을 때는 존재하지 않는다는 것을 어떻게 믿으란 말인가"라고 비판했다. 아인슈타인은 일생 동안 이 개념을 놓고 고심했다.

그러나 이 양자 원리는 거듭된 실험과 관찰을 통해 움직일 수 없는 사실로 확인되었다. 그렇다면 아인슈타인이 제기한 질문에는 어떻게 답해야 할까? '달을 비롯한 모든 사물은 끊임없이 의식적인 마음이 관찰하고 있다'고 해야 적절한 설명이 될 것이다. 하지만 당신이나 내가 관찰하고 있지 않다면 누가 관찰하고 있는 것일까?

이 발견이 시사하는 바가 대단히 심원하기 때문에 주요 핵심사항을 다시 짚고 넘어가자. 아원자보다 큰 수준에서는 고체의 구조물처럼 보이는 사물들이 아원자의 수준에서는 확률의 파동으로 용해된다. 확률의 파동은 모래나 자갈 같은 사물이 아니다. 그것은 물질이 아니다. 이는 무슨 말이냐 하면, 물리학은 물질을 연구한 끝에 '물체'의 최소 단위는 물질이 아님을 발견했다는 말이다.

확률의 파동은 사람이 의식적 마음으로 관찰하면 물리적 실체가 된다. 비물질의 확률이 관찰을 통해 물리적 실체가 된다. 이는 바로 인간의 의식이 물리적 실체를 창조할 수 있음을 뜻한다. 수학적 확률이 물질(객체)로 변할 때는 언제나 관찰하는 의식(주체)이 존재한다. 주체와 객체가 공조하여 물리적 현상을 창조한다. 다른 말로 하면 주체는 객체와 분리되어 있지 않은 것이다.

프린스턴 대학교의 물리학자 존 휠러John Wheeler는 "우주라는 무대에서 우리는 구경꾼이 아니다. 우리는 우주의 창조자들이다"라고 말했다. 큰 것은 작은 것으로 이루어져 있으므로, 앞에서 살펴본 양자물리학의 결론은 이론적으로 비단 미립자의 세계에만 해당하는 게 아니라 인간을 비롯한 모든 사물에도 적용되어야 한다.

양자물리학의 기본 원리를 살펴보았을 때, 우리는 '나의 실체는 무엇인가'에 대한 답을 얻기보다는 오히려 더 많은 의문을 갖게 된다. 확률의 파동이 물질로 변하는 데에 마음의 관찰이 필요하며, 이 원리가 미립자의 세계에만 적용되는 게 아니라 거시세계의 물질과 우주에도 적용된다고 했다. 그렇다면 도대체 어떤 형태의 관찰자 의식이 이 우주로 하여금 단순한 확률로부터 물질적 형태를 취하게 하고, 표현할 수 없을 정도로 복잡한 질서와 조화 속에서 그 존재를 지속시키는지 의문을 갖지 않을 수 없다. 별과 은하의 형성을 관찰할 어떤 물리학자도, 어떤 지각 있는 존재도, 어떤 생명도 전혀 없었던 태초에 그 일들이 어떻게 일어날 수 있었을까?

주위를 둘러보자. 자동차와 집, 뒷산, 하늘, 그 하늘에 박힌 무수한 별들 그리고 당신. 어떻게 나는 숨을 계속 쉬고 있고, 어떻게 내 심장은 계속 뛰고 있는가? 잠잘 때도 당신이 물질적 실체로 계속 존재할 수 있도록 누가 관찰해주는가? 어떻게 태양은 수십 억 년 동안 단 하루도 빠짐없이 계속 밝고 따뜻하게 빛나는가? 만물이 모두 제 길을 갈 수 있도록, 상상할 수 없을 정도로 흔들림 없이 지켜봐주는 관찰자는 누구인가? 그것은 정말 신비가 아닐 수 없다.

여기서 꼭 짚고 넘어가고 싶은 것은 '지켜봄은 눈으로만 보는 게 아니다'라는 사실이다. 우리는 미립자를 볼 수 없다. 미립자는 육안으로 보기에는 너무 미세하다. 지켜봄의 실제 의미는 '아는 것' 혹은 '알아차리는 것'이다. 그러므로 주체, 즉 지켜보는 자에게 꼭 눈이 있어야 하는 것은 아니다. 눈이 아니라 의식이 있어야 한다.

당신은 자신의 실체를 유지하기 위해 별다른 일을 하지도 않았고, 자신의 생명을 지켜보지도 않았는가? 그렇다면 양자물리학의 원리는 말한다. 지금까지 살아남아 있다는 사실에 정말 감사하라고! 누구에게 감사해야 하는가? 어떤 의식에게 감사해야 하는가? 아직 우리는 잘 모른다.

우주의 실체는
에너지와 의식의 통합체

상대성이론이나 양자역학 등과 같은 현대물리학의 성과에 힘입어 우리는 물질과 에너지, 시간과 공간, 입자와 파동의 이중성을 이해하게 되었다. 물질이 에너지가 되고 에너지가 물질이 될 수 있으며, 시간과 공간은 상대적이면서 서로 연결되어 있고, 양자에는 입자와 파동의 속성이 공존한다는 것을 이해하게 되었다.

이러한 이중성 중에 아직 과학이 설명해 내지 못하고 있는 것은 바로 에너지와 의식의 관계다. 지금까지 인간의 의식은 뇌의 속성이나 뇌 기능의 결과로 생각했으나, 이제 우리는 의식이 우주에서 물질의 창조에 관여한다는 것을 알게 되었다. 어떻게 의식이 존재하고, 어떻게 의식이 우주를 구성하는지는 아직 모른다. 그러나 통합적인 방식으로 물질적 실체를 규명하고자 한다면, 우리는 의식의 문제를 피해갈 수 없을 것이다.

이러한 발견들을 통해 우주는 실체의 두 가지 근원적인 양상(혹은 요소)을 우리에게 보여주었다. 그 두 가지는 바로 에너지Energy와 의식(Consciousness)이다. 우주 만물은 이 두 요소가 결합하여 나타난 것으로 볼 수 있다.

역사적으로 살펴보면, 에너지와 의식을 하나로 보는 견해들이 있었다. 동양 전통에서는 에너지와 의식을 같은 존재의 다른 두 가지 양상으로 본다. 이 전통에서는 에너지를 우주의 기원이자 실체로 본다. 고대 선도의 원리가 '마음이 기(에너지)를 만들고, 기(에너지)가 마음을 만든다'고 보는 것처럼, 에너지와 마음은 서로 뗄 수 없는 하나로 보는 것이다. 에너지는 마음이 되고 마음은 에너지가 되면서 무수하게 다양한 현상을 빚어낸다. 이런 에너지와 마음은 궁극적으로 하나다.

인도의 베다 전통도 용어는 다르지만 같은 원리를 말한다. "침묵과 역동성은 함께 영원하다." 이 원리에 따르면, 침묵과 순수의식의 시바Shiva, 역동과 창조의 샥티Shakti는 언제나 하나가 되어 우주 전체를 끌어안고 세계를 창조하며 유지한다.

나는 명상을 통해 에너지 – 의식의 통합체가 참된 실체라고 깨닫게 되었다. 아주 어렸을 때부터 '나는 누구인가?'라는 의문은 도무지 풀 수 없는 수수께끼였으며, 그 답을 알고 싶은 열망은 무엇보다 컸다. 이 의문의 답을 찾을 수가 없자, 눈에 띄는 모든 것을 의심하게 되었다. 자신이 누구인지도 모르는 자가 어찌 다른 것을 알 수 있단 말인가? 정말이지, '도대체 우리가 아는 게 뭐야?(What the bleep do we know? - 영화 제목)'의 상황이었다. 이 의문의 답을 찾고 싶은 마음이 너무나 강렬해서 정상적인 학교생활과 사회생활을 못 하는 지경에 이르렀다.

더 이상 견딜 수 없게 되자, 아내와 두 아들에게 생계를 유지할 기반을 마련해주고는 전주 모악산으로 들어가 21일 동안 먹지도 자지도 않고 수행을 했다. 아내와 아이들에게는 차마 말하지 못했지만, 스스로 '답을 얻지 못하면' 또는 '답을 얻을 때까지' 돌아오지 않겠다고 다짐했다. 나는 그만큼 절박했고 비장했다.

내가 할 수 있는 것은 모조리 해보았다. 머리가 깨질 듯한 통증을 느끼면서 살고자 하는 마지막 욕망을 놓아버렸다. 그러자 바로 그 순간, 내 머리에서 폭발이 일어났다. 그 체험이 어찌나 강렬했던지 '아직도 머리가 제자리에 있나?' 하고 만져볼 정도였다. 의식이 너무도 명료해서 마치 머리가 없어진 듯한 느낌이 들었다.

이 폭발의 체험과 함께 모든 고통이 사라지고 모든 것이 분명해졌다. 절대 정적과 밝음 속에서 내가 진정 누구인지를 볼 수 있었다. 각성의 순간, 내가 그토록 찾아 헤매던 답, 자명하고 강렬하고 부인할 수 없는 답을 얻었다. "천지기운 내 기운, 내 기운 천지기

운! 천지마음 내 마음, 내 마음 천지마음!"이 나의 입을 통해서 나
온 답이었다.

　우주의 실체는 에너지 – 의식이며 그것이 바로 '나'임을 깨달았
다. 머리로 이해한 것이 아니라 온몸으로 체득한 앎이었다. 에너지
– 의식은 그냥 존재한다. 그것이 참나였다. 에너지 – 의식의 통합체
는 형상도 없고 경계도 없으며, 시간과 공간에 묶여 있지도 않다.
우주를 창조하고 유지하며 다스리는 더없이 위대하고 전지전능한
이 실체를 표현할 수 있는 가장 적절한 말은, 역설적으로 들릴지
모르나 '진공眞空' 혹은 '무無'이다. 그것은 사물도 아니고 대상도 아
니다. 거기에는 성질도 속성도 없다. 그것은 만물의 근원, 순수 존
재, 유일무이였다.

진공과,
진공에서 나온 것

　　　　　　　　궁극적 실체이자 에너지 – 의식의 근원
인 진공은 나의 개인적인 깨우침일 뿐 아니라 한국 선도가 전하는
본질적인 가르침이다. 나는 이 선도의 전통에 많은 은혜를 입었다.
이 위대한 지혜의 내용을 제대로 평가하기 위해, 핵심 원리를 간략
하게 설명하고자 한다.

　천부경天符經은 선도에서 가장 오래된 경전이다. '천부경'이란 말

자체를 풀이하면, '하늘 암호의 경전'이란 뜻이다. 천부경은 81자로 되어 있고, 일一로 시작해서 일一로 끝나며, 9·9라는 완벽한 대칭과 1에서 1로 돌아오는 완전한 원圓을 이룬다.

처음 네 글자는 일시무시一始無始다. '하나가 시작되는데 그 하나는 시작이 없다' 정도로 해석할 수 있다. 경전은 일종무종일一終無終一로 끝난다. '하나가 끝나는데 그 하나에는 끝이 없다' 정도로 해석할 수 있다.

천부경의 주요 가르침을 전하는 문구에는 인중천지일人中天地一이라는 다섯 글자가 있다. 이는 '사람 안에 하늘과 땅이 하나로 통합되어 있다'는 뜻이다. 선도 전통에서 하늘은 우주의 법칙을 나타내고, 땅은 물질을 나타내며, 인간은 창조와 생명과 마음의 가능성을 나타낸다.

그러므로 천부경의 81자는 일시무시一始無始, 일종무종一終無終, 인중천지일人中天地一의 13자로 요약할 수 있다. 이 13자는 다시 천지인天地人이라는 세 글자로 요약된다. 마지막으로 천지인의 세 글자는 '일一'이라는 한 글자로 응축할 수 있다. 이 하나가 궁극의 실체다.

이 하나를 마음속으로 그려보라고 하면, 하얀 칠판에 그려진 둥근 원처럼 깨끗한 바탕에 놓인 하나의 물체를 상상할지도 모르겠다. 우리는 물질세계에서 사는 게 너무 익숙한 나머지 사물이나 존재에 지나치게 집착하는 경향이 있다. 하지만 원과 같은 이러한 형태는 진정한 하나가 아니다. 안과 밖을 구분함으로써 이중성이 나타나기 때문이다. 그렇다면 정말로 하나를 성취하기 위해서는 어떻게 해야 하는가? 원의 선을 지워버려야 한다. 그러면 아무런 대상도 존재하지 않는다. 이제 대상이 없으니 '바탕'도 없어졌다. 순수한 진공만 남았다. 바로 그것이 참된 하나다. 그러므로 천부경의 맥락에서 하나와 무(진공)는 같은 것이다.

무는 무한한 본성으로 인해 시작도 없고 끝도 없다. 무에는 크기가 없기 때문에 가장 큰 것보다 더 크며, 가장 작은 것보다 더 작다. 저 먼 우주공간을 바라보아도, 우주의 끝까지 가보아도 무에는 이를 수 없다. 무는 존재하는 만물의 뒤에 있고, 주위에 있고, 안에 있다. 보이지 않으면서도 만물을 창조하는 힘이 있는 진정한 무와 사물의 단순한 부재不在 상태를 구별하기 위해 무를 '진공'이라고 부르기도 한다.

현대 우주론의 발견에 따르면, 은하 안에서 관측된 물질의 질량을 모두 합산해도 은하의 움직임을 설명할 길이 없다고 한다. 관측 가능한 물질만으로 충분하지 않은 것이다. 수학적으로 보면, 우리가 관측한 물질 외에 더 많은 물질이 존재해야만 한다. 다만 그런 물질이 아직 관측되지 않았을 뿐이다. 우리 눈에 보이지 않아서 아직까지 찾아내지 못했지만 존재해야만 하는 이 물질을 과학자들은 '암흑물질'이라고 한다.

이 이야기는 여기서 끝나지 않는다. 현대과학은 전 우주의 물질과 에너지를 계산할 수 있게 되었다. 하지만 직접적으로나 간접적으로 관찰할 수 있는 물질과 에너지를 모두 합산해봐도, 우주의 현재 모습이 설명되지 않는다. 우주가 지금의 모습대로 보이려면, 완전히 비어 있는 것처럼 보이는 은하와 은하 사이의 공간에 더 많은 에너지가 있어야 한다. 사실 그 공간에 더 많은 에너지가 있는데 우리가 보지 못하는 것이다. 존재해야만 하는데 아직 관찰한 적이 없으니 이 에너지를 '암흑에너지'라고 한다.

관측할 수 있는 에너지와 물질을 모두 합해도 우주에 존재하는 모든 에너지와 물질의 5퍼센트에 불과하다고 추정된다. 우주의 95퍼센트는 관측할 수 없는 것이다. 암흑물질과 암흑에너지에 대한 연구는 현대과학의 뜨거운 감자가 되었다.

나는 왜 이런 이야기를 하고 있는가? 보이지 않는 '암흑'을 밝히는 방법으로 진공(빈 공간의 잠재성)이 강력히 제기되었기 때문이다. 이는 단순히 공상이 아니다. 빈 공간은 우리의 기대와는 매우 다른 형태의 진공임이 드러났다. 진공은 말 그대로 어떤 사물도 아니지만 거대한 잠재 에너지로 요동치고 있고, 이 요동으로부터 입자 곧 사물, 좀더 정확히 말하면 모든 사물이 만들어진다. 이런 식으로 현대 물리학은 깊은 명상 상태에서 위대한 비어 있음, 진공, 일체를 보았던 옛 선지자들의 통찰에 한층 더 가까이 다가갔다.

현대 물리학에서는, 양자 요동을 품고 있는 진공이 우주의 시작과 사물의 존재를 밝혀줄 수 있는 강력한 후보로 제시되고 있다.

물리학의 관점에서는 다음과 같은 세 가지 원리로 정리해볼 수 있다.

1. 진공에는 전체 우주의 물질과 에너지를 창조해낼 수 있는 무한한 힘이 있다.
2. 한계 없고 현상화되지 않은 이 무궁한 진공 속에는 모든 존재들 그리고 모든 존재들 사이의 상호작용에 관한 모든 가능성들이 내재한다.
3. 이러한 모든 가능성은 우주 법칙에 따라 현상으로 드러난다.

이 세 가지 기본 원리가 선도의 하늘(법칙)·땅(물질)·사람(생명)과 어떻게 대응되는지 보일 것이다. 또한 이 세 가지는 도道의 세 가지 특성인 대덕大德, 대혜大慧, 대력大力으로도 설명할 수 있다. 가능성은 분별하는 마음 없이 모든 생명체와 모든 존재가 자신이 선택한 존재가 될 수 있도록 허용하고 지지하는 위대한 자비(대덕)다. 법칙은 만물의 작용 방식을 아는 위대한 지혜(대혜)다. 진공은 우주의 모든 에너지와 물질을 생산할 수 있는 위대한 힘(대력)이다.

이 세 가지는 도 안에서 하나이며, 본성상 시간을 초월해 있으므로 시작과 끝이 없다. 우리가 모르는 어떤 이유로, 가능성이 법에 따라 진공의 자원을 이용해 현현顯現하기 시작했다. 우주의 시간은 그렇게 시작되었다.

진공은 우주의 거대한 창고이자 발전소다. 법은 질서와 안정을 부여하고, 가능성은 역동적 창조와 변화를 부여한다. 진공과 법의 균형을 통해 우주는 영원하고 역동적인 조화를 유지한다. 이 조화 속에서 모든 존재가 자신의 잠재적 가치를 실현할 수 있는 환경이

조성된다. 이것이 선도가 전하는 세계의 전체 모습이다.

진공이 우리의
진정한 실체임을 받아들일 때

모든 가능성(위대한 자비), 우주의 법(위대한 지혜), 우주에 있는 에너지와 물질의 잠재력(위대한 힘) 등 이 세 가지의 뜻을 동시에 내포하는 단어를 생각할 수 있는가? 내가 찾은 낱말은 종교적이고 종파적인 속성을 모두 걸러낸 상태에서의 전지전능한 '신神'이다.

이 세 가지 위대한 덕을 가진 하나를 표현할 수 있는 가장 가까운 단어는 '신'인데, 참으로 흥미롭게도 신에 해당하는 우리말은 하나님이다. 하나님은 우리말의 '하나' 뒤에 존칭 접미사 '님'을 붙인 말이다.

이번 장에서는 '나의 실체는 무엇인가?'라는 의문을 마음속에 새기고, 선도의 본질적인 가르침과 고대 경전, 현대 물리학의 연구 성과 등을 비롯해 흥미로운 주제들을 간략하게 살펴보았다. 그동안의 여정이 재미있고 유익했기를 바란다. 이 여정의 결론은 다음과 같다. '에너지와 의식의 통합, 도, 하나, 진공, 하나님(신) 등은 모두 같은 것이다. 그것이 바로 우리의 진정한 실체다.'

이를 진실로 받아들이면 우리의 지각과 행동은 근본적으로 변화하게 된다. 먼저, 우리가 만나는 사람과 대상 모두에게서 이 '하나'가 현현하고 있음을 알아본다. 이 '하나'가 신성한 창조력이요 우주의 생명력이며, 우리가 만나는 모든 사람과 대상 속에서 움직이고 호흡하고 있음을 인정할 때, 자연스럽게 우리는 모든 사람과 사물을 존경심으로, 즉 불교에서 말하는 '자비심'으로 대할 수 있다. 궁극적으로 만물에 하나가 들어 있음을 수용하고 인정하면 자연스럽게 자비심이 우러나온다.

자비심은 결코 동정심이 아니다. 동정심은 '나는 너보다 낫다'라는 무의식적 생각과 비교와 차이 등을 바탕으로 한다. 반면에, 자비심은 동질성에 대한 인식을 바탕으로 한다. "당신은 나와 같습니다. 그래서 나는 당신이 느끼는 바를 느낄 수 있습니다." 이렇게 만물의 궁극적 동질성을 인정할 때 당신이 취하는 어떤 행동에도 남을 해치려는 의도가 끼어들 수 없다. 넓은 생명의 순환 속에서 만물을 아우르는 하나를 인정하게 되면, 다른 사람과 생명체를 대하는 기본적인 태도가 타인을 이롭게 하고자 하는 것이 된다. 모든 생명은 서로 긴밀히 연결되어 있기 때문에, 우리는 '타인을 이롭게 하는 일이 곧 자신을 이롭게 하는 일'이라는 것을 발견하게 된다.

타인을 이롭게 하려는 태도를 갖는 것이 영적으로 대단한 성취인 듯 보일지도 모르겠다. 하지만 이 성취를 이루는 데 필요한 것은 사실 순수한 관찰 앞에 스스로를 드러내는 진리를 있는 그대로 받아들이겠다는 마음가짐이다. '자신의 실체를 깨닫고 널리 모든 존재를 이롭게 하라!' 이것이 선도의 궁극적인 메시지다. 또한 이것이 바로 내가 명상과 수행을 통해 얻은 깨달음이다.

하나와 진공을 깨달은 뒤에도 여전히 삶을 살아야 하고, 몸을 돌봐야 하며, 입으로 먹어야 한다. 우리는 어떤 것이 내 입이고 어떤 것이 남의 입인지 알기 때문에 배고플 때 남의 입에 음식을 넣지는 않을 것이다. 아무리 다정하게 느껴져도 방울뱀에게 키스하지 않을 것이고, 선인장을 껴안지는 않을 것이다. 하지만 동시에 우리는 '겉으로 보이는 분리는 기능의 차원이지, 본질의 차원이 아님'을 알고, 기능과 본질을 혼동하지 말아야 한다는 것을 안다. 나는 이렇게 겉으로 보이는 분리의 모습을 '기능적 에고'라고 부른다. '인격'으로 부르고 싶다면 그렇게 해도 좋다. 개인의 인격이란 우리의 신념과 습관과 자신에 대한 타인의 기대를 모아놓은 것이다.

기능적 에고나 인격을 가지고 일상생활 속에 완전하게 참여하면서도 궁극적 동질성에 대한 의식을 항상 유지할 수 있겠는가? 당신은 그럴 수 있다. 이렇게 하는 것은 누구에게나 필요한 강력한 영적 수행이다. 이 수행은 본성과 인격 사이의 틈새가 완전히 메워져서, 인격 속에서 자신의 본성이 온전히 드러날 때까지 계속될 것이다. 나는 당신이 즐겁게 그 틈새를 메워갈 것으로 믿는다.

3장

에너지와 의식의 통합체, 생명전자

C H A N G E

에너지와 의식을 통합한
새 이름, 생명전자

에너지와 의식의 통합을 뜻하는 이름이 있으면 여러 모로 유용할 것이다. 두 단어를 합쳐서 에너지 – 의식이라고 할 수도 있겠으나, 나는 '생명전자(Life Particles)'라는 용어를 제안하고 싶다. 이 장에서는 왜 이 말이 영적 전통과 현대 과학의 지식에 모두 부합하는 적절한 용어인지 설명하고자 한다.

앞 장에서 살펴본 대로, 생명전자의 속성은 아래와 같이 추론해 볼 수 있다.

1. 생명전자는 에너지 – 의식이 통합된 '입자'로, 나는 이것을 '진공' 혹은 무無로도 지칭했다.

2. 진공의 입자인 생명전자에는 질량, 전하, 크기가 없다. 그래서 시간과 공간의 제약을 받지 않는다. 이는 곧 '생명전자는 어떠한 제약도 없이 순식간에 어느 곳이든 전달될 수 있음'을 뜻한다.
3. 무無 속에는 부분과 전체 사이에 구별이 없기 때문에, 생명전자는 입자로도 존재하고, 나뉨이 없는 거대한 전체로도 존재한다.

내가 궁극적 실체를 생명전자라고 부르는 이유 중의 하나는 생명현상의 핵심과 관련이 있다. 의식처럼 생명도, 인간이 이해하려고 애써온 우주의 신비 중 하나다. 복잡성의 정도가 다른 여러 유기체 안에서 생명 시스템이 어떻게 기능하는가에 대해 우리는 매우 상세히 이해하게 되었다. 그러나 생명의 불꽃이 어떻게 점화되며, 그 불꽃이 어디에서 오는지에 대해서는 아직 밝혀지지 않았다.

무엇이 생명을 구성하는가? 우리는 생명의 기능을 지닌 유기물 개체를 가리켜 '유기체'라고 한다. 생명을 가리키는 이러한 기능적 명칭 외에 생명의 본질적 측면을 가리켜 '지각 있는(sentient)'이란 말을 쓴다. 지각이 있는 존재는 느낌과 의식이 있는 존재다. 다른 말로 해서, '지각이 있다는 것'은 생명이 생명임을 나타내는 가장 결정적인 특질이며, 에너지와 의식 두 가지 모두를 포함하고 있다. 이것을 '의식이 있는 에너지'라고 말할 수도 있다. 가장 기본적인 의미에서 생명현상은 에너지와 의식의 결합인 것이다.

이런 차원에서 이해된 생명의 의미는 생물학적 과정으로서의 생명현상을 넘어선다. 생물학적 과정으로서의 생명현상은 유기체 내의 세포 수준까지만 관찰할 수 있다. 하지만 물질과 에너지의 조직 및 생명현상의 근본은 세포 수준에서 멈추지 않는다. 분자나 원자의 수준보다 더 깊이 들어가면 '삶'과 '죽음'이라는 가장 근원적인 구별마저도 사라진다.

더 깊은 실체의 수준에서 생명의 과정을 이해하기 위해, 현대과학은 분자와 원자, 나아가 양자의 수준에서 바라본 생명의 과정에 다양한 해석을 시도했다. 물질과 에너지의 조직을 아원자의 수준에서부터 뇌의 정신적·영적 활동의 수준에 이르기까지 일관되고 포괄적으로 설명하는 이론을 우리는 아직 갖지 못했지만, 본질적으로 동일한 에너지가 생명 과정의 모든 수준을 가로질러 흐르고 있음은 자명한 사실이다.

내가 이 책에서 설명하는 선도의 맥락에서 보자면, 생명은 특정 유기체의 생물학적 과정을 가리키기보다는 에너지의 흐름을 가리킨다. 더 넓고 근원적인 생명관을 바탕으로 하고, 에너지와 의식의 통합이 생명현상의 본질과 연결된다는 관점에서 에너지와 의식의 입자를 '생명전자'라고 부를 것을 제안한다.

동양문화는 지난 수천 년 동안 이런 생명관을 견지하면서 인체를 에너지적으로 이해할 수 있는 이론을 개발했다. 또한 에너지를 모으고 운행하는 기법으로 인체를 치유하고 건강을 유지할 수 있는 다양한 수련법을 발전시켰다. 동아시아에서는 에너지의 통로인 경락經絡, 에너지의 흐름을 쉽게 감지할 수 있는 경혈經穴, 에너지 센터인 단전丹田 등으로 인체의 에너지 시스템을 설명한다.

인도에서는 이와 아주 유사한 것으로 에너지 통로인 나디nadi, 에너지 센터인 차크라chakra 그리고 침술에서 말하는 경혈과 거의 같은 곳에 있는 마르마marma 등으로 에너지 시스템을 설명한다. 물론 용어는 사뭇 다르지만, 인도와 동아시아의 에너지 시스템은 '우주는 의식 – 에너지로 이뤄져 있으며, 의식 – 에너지가 유기적 시스템을 통과해 흐를 때 생명 현상이 창조된다'는 인식을 공유하고 있다.

지금 '에너지'라는 말을 쓰고 있지만 이 에너지는 자연과학에서 알려진, 측정 가능한 힘의 어떤 범주에도 속하지 않는다. 하지만, 기억할 사실은 우리가 지금 알고 있는 우주는 미지의 우주보다 비교할 수 없을 만큼 작다는 것이다. 앞 장에서 살펴본 것처럼, 우주에서 관찰할 수 있는 물질과 에너지는 고작 전체 우주의 5퍼센트에 지나지 않는다.

한편, 이 섬세한 에너지는 과학으로는 관찰되지 않지만, 마음과 불가분의 관계로 엮여 지난 수천 년 동안 무술과 의술 등의 분야에 활용되며 인류에게 많은 이로움을 주었다. 따라서 실체를 설명하는 새로운 개념으로서 내가 생명전자라고 부르는 '에너지 – 의식 통합체'에 대해 열린 자세를 취하는 것은 매우 합당하다고 생각한다.

나는 생명전자에 대한 연구가 미래 과학에서 매우 활발한 연구

분야가 될 것으로 믿어 의심치 않는다. 생명전자에 대한 연구는 놀라운 발견을 가져다주고, 우주의 본질과 생명을 더 깊이 이해하며, 우리 자신의 실체가 무엇인지 더 깊이 이해하도록 도와줄 것이다.

무엇이 체험을 가능하게 하는가?

나는 애리조나 주 북부에 있는 작은 도시 세도나에 살고 있다. 세도나는 높이 치솟은 오래된 붉은 바위들이 장엄하고도 아름답게 펼쳐진 곳으로 유명해서 놀랍고도 매혹적인 볼거리들이 즐비하다. 그 중 하나가 사막의 일몰로, 끊임없이 변하는 모습이 그야말로 장관이다. 파랑과 주황, 다홍, 보라 등이 섞여 형용할 수 없는 색채를 빚어낸다. 하지만 세도나의 일몰 체험을 독특하고도 경이롭게 만드는 것은 비단 계속 변하는 색채만이 아니다. 일몰의 체험을 더욱 강력하게 만드는 것은 당신의 현존이고 당신의 의식이다. 당신이 깨어 있는 정도에 따라 체험의 깊이와 충만감이 달라진다. 파랑과 주황, 다홍, 보라 등의 색깔로 보이는 다양한 주파수들을 가진 전자기파가 존재한다. 그렇지만 이런 파동과 상호작용을 하여 숨 막히는 아름다움을 체험하게 하는 것은 당신의 깨어 있는 의식이다.

그 순간에 체험되는 것은 정확히 무엇인가? 그것은 그 순간에 존재하는 모든 사물이 당신의 지각에 남기는 인상의 총체다. 현대 철학에서는 이를 '감각질'이라고 한다. 감각질은 체험의 정수요, 앎의 정수다. 물에 대해 아무리 많은 책을 읽어도, 이를테면 물에 관한 물리적·화학적 속성을 속속들이 꿴다 해도, 물을 만지거나 마시기 전까지는 물이 무엇인지 알 수 없다. 당신은 물의 실체를 마시는 것이지, 물의 개념이나 생각을 마시는 게 아니다. 당신이 체험하는 감각질은 그 순간 물의 물리적·화학적 속성과 결부되어 육체적·정신적·감정적 상태에 따라 다르게 경험된다.

모든 경험은, 어떤 경험이든 그 순간에 존재하는 모든 요소들이 당신의 지각에 미치는 영향들의 총합이기 때문에 유일무이하다. 그 경험은 평생에 한 번밖에 일어나지 않으며 우주의 역사 전체에서도 딱 한 번밖에 일어나지 않는다. 왜냐하면 모든 요소들이 자신의 고유한 진동을 가지고 그 경험에 참여하는데, 그 각각의 진동은 매순간 끊임없이 변화하기 때문이다. 세도나의 일몰을 감상하든, 오크 크리크 캐년의 얕은 물을 맨발로 걷든, 뉴욕의 지하철을 타든, 사랑하는 사람과 서울 청계천을 산책하든, 당신 삶의 경험의 총합과 더불어 그 순간에 존재하는 모든 요소들이 참여해서 매 순간의 경험을 만들어 낸다.

언어와 개념, 이름, 디지털 정보 등은 복사할 수 있지만, 경험의 감각질은 복사할 수 없다. 이는 특정한 날, 특정한 순간에 내게 감명을 준 일몰 광경에만 해당되는 게 아니다. 크든 작든, 단순하든 심오하든 다른 모든 경험도 마찬가지다. 바로 이 순간, 의식을 차리기만 하면 주위에 있는 공간과 사물의 존재를 느낄 수 있다. 그 경험은 어떤 이해나 지식, 지적인 분석, 해석 등에서 오는 것이 아니라, '지금'이라는 살아 있는 순간에 모든 사물과 함께 깨어있는 의식으로 존재하는 데서 나온다. 현재에 온전히 머물게 되면, 그 속에서는 나와 너의 구별이 사라진다. 너와 내가 분리되어 있다고 느낀다면 이는 현재에서 빠져나와 편안하고 친숙한, 이름과 개념의 세계에 들어간 것이다.

아무도 없는 숲 속에서 나무가 쓰러진다면

체험은 어디에서, 어떻게 일어나는가? 감각이나 뇌에서 일어나는가? 공간에서 일어나는가, 아니면 신체의 경계에서 일어나는가? 주변에 있는 사물에서 일어나는가? 이런 경험은 대체 어디에서 오는가? 이렇게 묻고 있자니, 아주 오래된 질문 한 가지가 생각난다. "숲에서 나무가 쓰러지는데 듣는 이가 아무도 없으면 소리가 날까?" 이 문제를 생각해본 적이 없는 사람은 빠르고도 단호하게 "당연히 소리가 나지"라고 답할 것이다. 이런 반응은 '객관적 실체는 우리의 주관적인 지각과는 관계없이 존재한다'는 우리의 확고한 신념을 반영한다.

그러나 우리가 소리로 지각하는 것은 일반적으로 공기의 파동이다. 쓰러지는 나무의 경우에는 나무 기둥이 땅에 부딪칠 때 일어나는 공기의 격렬한 진동이다. 공기의 진동이 20~20,000Hz의 주파수 영역 안에서 일어날 때 그 파동은 청신경을 자극하고, 뇌가 신경 신호를 포착하면 우리는 그 진동을 소리로 경험한다. 진동이 앞의 주파수 영역보다 낮거나 높으면 같은 공기의 진동이지만 우리 귀에는 들리지 않는다. 즉, 소리를 감지하는 경험이 있으려면 귀와 뇌를 가진 인간이 없으면 안 된다. 그러므로 아무도 없는 숲에서 쓰러지는 나무는 공기의 진동만을 일으킬 뿐 소리는 내지 않는다.

앞에서 이야기한 세도나의 일몰처럼 시각적 지각도 마찬가지다. 소리의 경우와 같이, 우리는 시각적 지각을 당연하게 여기기 때문에 시각적 경험에 어떤 요소들이 관여하는지 궁금해 하지 않는다. 어떤 요소들이 있을까? 태양, 물론이다. 그밖의 다른 요소는? 눈이 필요하다. 사람의 눈은 400~700나노미터 사이의 전자기파만을 포착할 수 있다. 이 제한된 영역을 벗어난 전자기파는 본질적으로 같은 종류의 전자기파일지라도 세도나의 사막에서 본 일몰의 다양하고 풍부한 색채는 고사하고 그 어떤 종류의 빛으로도 인식되지 않는다.

나무가 넘어진다. 눈과 귀와 뇌가 정상인 관찰자가 거기에 있다. 그런데 나무가 넘어지는 순간, 관찰자의 정신이 다른 데에 가 있으면 어떻게 될까? 귀는 진동을 감지해서 그 신호를 뇌로 보낸다. 그런데 뇌가 신호를 분석해도 정신이 다른 데에 가 있으면, 뇌의 분석은 마음에 새겨지지 않아서 소리를 듣는 경험이 일어나지 않는다. 이 사실은 경험이 어디에서 어떻게 일어나는지에 대해 우리에게 강력한 힌트를 준다.

현대 과학자들만 경험이 일어나는 방식을 연구한 것은 아니다. 붓다와 그 이전 시대의 영적 스승들은 제자들에게 "보는 것은 눈이 아니고, 듣는 것은 귀가 아니다. 보고 듣고 맛보고 냄새를 맡고 느끼는 주체는 의식이다"라고 가르쳤다. 인도철학은 보이지 않는 경험의 주체를 '몸 안의 거주자'로 언급한다. 당신이 음악을 틀어놓고 집에 페인트를 칠하고 있다고 생각해보자. 이때 당신은 집이 페인트 색을 본다거나, 음악을 듣는다고 하지 않는다. 페인트 색을 보고 음악을 듣는 자는 집이 아니라 집 주인(살아 있는 의식)이다.

모든 종류의 경험에 들어 있는 공통 요소는 '의식'이다. 좀더 정확히 말하면 '깨어 있는 의식'이다. 이는 모든 종류의 경험에 해당된다. 일어난 사건 자체가 경험을 형성하지는 않는다. 일어난 것을 경험이나 의미 있는 실체로 바꾸는 것은 깨어 있는 의식이요, 각성이다. 이는 '확률의 파동은 의식 있는 마음의 관찰에 의해 물리적 실체로 변한다'는 양자물리학의 주장과 매우 유사하게 들린다. 이는 곧 '비인간의 물질적 실체(뇌 밖의)에서부터 인간의 주관적 경험(뇌 안의)에 이르기까지 일어나는 모든 일의 저변에는 의식이 있음'을 뜻한다. 궁극적으로, 지각하고 경험하는 주체는 '나의' 의식도, '너의' 의식도 아니다. 그것은 의식 자체다. 다음의 시는 의식의 본질을 성찰하며 깨달은 바를 나누고자 어느 날 밤에 쓴 것이다.

신성

어느 날 캄캄한 밤이었노라

갑자기 찬란히 빛나던 별 하나

내 머리에 들어와서 내게 속삭이는 말

반짝이는 저 하늘의 별이 보이는 것은

눈이 보는 것이요

창 밖에 흐르는 빗방울 소리 듣는 것은

내가 듣는 것이 아니고 귀가 듣는 것이다

예전에 나는 별을 내가 보았고

창 밖에 흐르는 빗방울 소리 듣는 것을

내가 듣는 것으로 알았노라

이제 내가 눈을 한 번 더 뜨고

귀를 한 번 더 열고 바라보니

내가 곧 별빛이요

내가 곧 빗방울이어라

아아, 찬란한 빛이 한 번 더 빛나매

나는 별빛도 아니고 빗방울도 아닌 것을

참으로 내가 모든 것을 알고 나를 깨달으매

나는 홀로, 스스로 존재하는

> 영원한 생명인 것을
> 하늘에 창 밖에 별빛은 반짝이고
> 빗방울은 하염없이 내리는구나

의식이란 무엇인가?

앞에서 살펴본 것처럼, 확률이 물질적 실체로 바뀌려면 의식적 마음이 관찰해주어야 한다고 양자물리학은 말한다. 오직 인간의 마음만이 관찰해줄 수 있다. 기계는 안 된다. 물론 계량을 하고 자료를 기록하려면 기계를 사용해야 하지만, 기계를 관찰의 도구로 사용하는 마음이 있어야 하고 그 관찰된 정보를 분석하는 마음이 있어야 한다. 기계의 문제에 대해서는 아직 토론 중이고, 어디까지를 의식의 관찰로 볼 것인지를 결정하려는 실험들이 진행되었다. 그러나 기계의 관찰이 인간이 관찰하는 효과를 갖는지에 대한 실험들은 똑같은 결론에 이르렀다. "의식의 개입 없이 기술 자체만으로는 확률의 파동이 물질화되지 않는다."

이러한 양자물리학의 결론을 좀더 깊이 살펴보자. 당신이 A지점에서 B지점의 대상을 관찰한다. A지점에 있는 당신의 의식은 B지점에 있는 대상에 물질적 변화를 일으킨다. 이것은 일종의 마법이다! 마법일 수밖에 없다. 그렇지 않고서야 두 지점 사이에서 중력이나 자력, 전기, 복사에너지 등 과학이 밝혀낸 어떤 힘이나 에너지의 교류도 없는데, 어떻게 한 지점의 어떤 존재가 다른 장소에 있는 존재에 물리적 영향을 미칠 수 있는가? 과학이 밝혀낸 어떤 종류의 힘이나 에너지도 의식에는 적용되지 않는다. 왜냐하면 의식에는 질량도 크기도 없으며, 자력도 전하도 없기 때문이다.

그렇다면 이런 관찰을 통해 우리가 추론할 수 있는 의식의 본질은 무엇인가?

1. 의식은 존재한다. 만약 의식이 존재하지 않는다면, '우리가 존재하고 있음'을 어떻게 알 수 있겠는가?
2. 의식은 개인의 뇌 안에만 있다고 한정지을 수 없다. 만약 의식이 뇌 안에만 있다고 한다면, 어떻게 뇌 밖에 있는 사물에 변화를 일으킬 수 있겠는가?
3. 의식의 본질적 구성요소에는 질량이나 전하, 크기 등이 전혀 없기 때문에 의식은 시간과 공간의 제약을 받지 않는다. 만약 그렇지 않다면, 우리는 의식의 무게와 크기를 측정할 수 있어야 한다.
4. 의식은 공간을 자유롭게 이동할 수 있으며, 동시에 여러 곳에 나타날 수 있다. 그렇지 않다면, 어떻게 이곳에 있는 마음이 저곳에 있는 사물에 물질적 변화를 일으키는지를 설명할 길이 없다. 논리적으로 보면, 의식에는 질량이나 전하, 크기

등이 없기 때문에 시간이나 공간에 제약받지도 않고 다른 물리적 힘에 구속받지도 않는다. 따라서 위식이 무한히 빠르게 이동하거나 편재하지 못할 이유가 없다.

5. 의식에는 물리적 변화를 일으키는 힘이 있다. 흥미롭게도, 물리학에서는 에너지를 '일을 수행하는 능력'이라고 규정한다. 당신에게는 '일'이 스트레스나 즐거움일 수 있지만, 순수한 물리적 차원의 일은 물리적 상태에 변화를 일으킨다는 뜻이다. 이런 시각으로 보면 의식은 객관적이고 물리적인 실체의 상태에 변화를 일으킬 수 있기 때문에, 의식 속에는 에너지의 속성이 있어야 한다. 의식은 매개체를 활용하지 않고 직접 작용하기 때문에 에너지의 속성이 있을 뿐 아니라 에너지 자체여야 한다. 의식에 의한 관찰이 물리적 실체를 창조할 수 있다는 사실은 우주 자체에도 적용되기 때문에, 의식은 온 우주에 편재하거나 우주의 모든 곳에 갈 수 있는 능력이 있다고 봐야 한다. 이런 관찰을 통해 우리는 의식이 에너지일 뿐 아니라 우주의 본성 자체임을 추론할 수 있다.

상대성이론과 상대성이론을 입증한 관측 결과들 덕분에 우리는 물질과 에너지가 동등한 것이요, 서로 뒤바뀔 수 있는 것임을 알고 있다. 이미 살펴본 것처럼, 빈 공간마저도 그냥 비어 있지 않다. 빈 공간에는 끊임없이 요동치는 에너지가 가득하다. 에너지가 없는 곳은 없다.

이런 모든 것들은 내가 깨달음을 통해 얻은 통찰과 그 후로 경험한 통찰의 핵심(에너지 – 의식 통합체가 궁극적인 실체다)을 뒷받침해준다. 의식에는 질량이나 크기가 없고, 여러 부분으로 나뉘어 있지 않으며, 물리적 속성이 없으므로 물리적으로 보자면 무 혹은 진공이다. 그런데 또한 이 진공은 앞서 살펴본 바와 같이 온 우주의 물질과 에너지를 생성할 능력을 가지고 있다. 진공과 에너지와 의식은 사실 하나이자 같은 것이므로 서로 잘 어울린다. 생명전자는 가장 작은 단위와 통합적 전체 두 가지를 동시에 가리키기 위해 제안한 용어다. 생명전자는 진공의 입자이고, 존재와 비존재의 속성을 동시에 지녔으며, '생명'의 정수라 할 수 있는 에너지와 의식의 입자다.

이들은 현재의 과학기술로 관찰할 수 있는 방법이 없기 때문에 지금으로서는 입증할 길이 없다. 그러나 인류사에서 자주 그랬듯이, 이것이 실체를 진실하게 표현한 것인지 아닌지를 확인할 방법이 미래에 발견되리라고 확신한다. 사람들은 자신이 믿지 못하는 새로운 패러다임을 이해하기 어려워한다. 그래서 방법을 발견하는 데는 시간이 걸릴 것이고, 우리의 믿음과 관점과 자세에 적절한 변화도 필요할 것이다.

이 지점에서 완벽한 모델이 양자역학이다. 양자역학은 지금까지 나온 이론 중 물리적 실제에 관한 가장 훌륭한 이론이며, 수많은 상품과 과학기술을 발명하는 바탕이 되었다. 그러면서도 과학자들을 비롯한 많은 이들이 양자역학의 이론을 이해하고 받아들이기 어려워한다.

　그러나 우리가 진리를 이해할 때 이 개념(에너지 – 의식 통합체)의 중요성을 인식하기 시작하면, 주관적이고 사색적인 방법이든 객관적이고 분석적인 방법이든 '생명전자'에 대한 연구가 미래에 가장 풍요로운 분야가 될 것으로 믿는다.

물질적 차원의 기氣 에너지 이상의 것

　　　　　　　　　　에너지는 현대과학이 창안한 신개념이 아니다. 선도 전통에서 에너지는 실체요, 타오의 현현이다. 앞에서 살펴본 것처럼, 에너지 혹은 '에너지 – 의식 통합체'나 '에너지 – 의식 일체'는 물질적·정신적·영적인 모든 차원에서 모든 현상을 창조하고 지지하는 힘이라고 믿었다.

　하지만 사람들이 물질적인 생활을 하며 에너지를 실용적으로 활용하는 데에 관심을 기울이면서 에너지에 대한 본래의 생각은 많이 퇴색되었다. '기氣'라고 알려진 에너지는 주로 건강 증진이나 장수를 위해 연구했다. 어떤 수행자들은 자신이 영생을 얻을 수 있다고 주장하기도 했다. 수많은 연구와 실험을 통해 진단과 치유의 복잡한 이론체계가 개발되었다. 이 시대에 기를 연구하고 응용하는 곳은 일반적으로 한의원이나 무술도장에 그친다.

이처럼 중요하지만 매우 제한된 범위에서 기의 활용에 대해 논하는 것이 나의 의도는 아니다. 나는 에너지 – 의식 통합체를 생명의 근원적인 실체로서, 또한 우리 자신의 근원적인 실체로서 제안하고자 하는 것이다.

나는 젊은 시절에 '나'라는 존재의 참된 본질이 무엇인지 알고자 노력했다. 길고 힘든 과정을 거친 후에야 존재의 본질은 천지기운(에너지)과 천지마음(의식)임을 알았다. 에너지와 의식은 둘이 아니다. 에너지는 의식의 작용이요, 의식은 에너지의 작용이다. 에너지가 마음을 만들고, 마음이 에너지를 만든다.

내 몸에 활력을 불어넣는 에너지는 우주 전체에 흐르고 있는 것과 같은 에너지임을 깨달았다. 이 에너지가 흐름으로써 우리의 마음과 의식이 우주 만물과 연결되어 있음을 깨달았다. 이것은 내가 직접 체험한 실체였기 때문에 다른 설명이 필요 없었고, 지금도 그렇다. '내가 바로 그것이다.' 하지만 나는 혼자만 '아는' 상태에 만족할 수 없었다. 내가 알게 된 것이 참되다는 증거가 필요했다. 다른 사람들과 나눌 수 있도록 내가 안 것을 현실에서 시험해 입증하고자 했다. 내게 그랬던 것처럼 다른 사람들에게도 똑같이 작용한다면 나의 앎은 논란의 여지없이 참된 것이라고 생각했다. 그렇지 않다면 나는 그저 운이 좋았고 재미있는 꿈을 꾼 것에 불과할 것이었다. 그 이상도, 그 이하도 아니었다.

그 후로 나는 전 세계의 많은 이들과 내 경험을 나누는 데에 많은 시간과 노력을 들였다. 나의 시험은 아직 끝나지 않아서, 평생의 노력이 어떤 결실을 맺을지는 모르겠다. 그러나 수만 명의 사람들이 생명전자를 통해 긍정적인 삶의 변화를 이끌어내는 모습을 지켜본 결과, 이런 가능성에 마음의 문을 열고 자신의 삶에 이런 개념과 원리를 응용한다면 당신은 모든 면에서 놀라울 만큼 좋아질 것이다.

에너지와 의식의 진동으로
만물과 소통하는 새로운 언어

개미와 박쥐는 어떻게 지진이 날 줄 미리 알까? 연어는 어떻게 그토록 머나먼 길을 헤엄쳐서 다시 돌아올까? 철새들은 어떻게 사방이 트인 드넓은 푸른 하늘에서 방향을 잡고 날아갈까? 여러 동물들의 놀라운 능력에 대해 많은 설이 있지만, 그런 능력을 가능하게 하는 정확한 메커니즘은 여전히 신비에 싸여 있다. 과학자들은 동물이 자신의 감각을 이용해 지구 자기장의 미묘한 변화를 감지하는 것일지도 모른다고 생각한다. 사실 서로 겉모습은 다를지라도 궁극적으로 같은 재료로 만들어진 모든 생명체는 그 본원적인 같은 재료의 진동에서 나오는 미세한 변화를 감지하는 능력이 있다.

인간은 삶의 바다를 항해하면서 너무 오랫동안 언어와 사고에 의지한 나머지, 에너지 - 의식 통합체 혹은 생명전자를 감지하고 그것에 맞게 자신을 조율하는 섬세한 감각을 상실한 것 같다. 에너지 – 의식의 미묘한 진동을 인식하고 그 안에 담긴 뜻을 이해하기 위해서는 먼저 에너지 – 의식의 감각을 새롭게 일깨울 필요가 있다. 이는 새로운 소통 방법이나 새로운 언어를 터득하는 것과 같다. 에너지와 의식의 미묘한 진동으로 소통하는 언어, 간단히 말해 생명전자의 언어를 익히는 것과 같다. 그러나 기술을 배우는 것과는 달리, 생명전자의 언어를 익히는 데는 어떤 도구나 지식이 필요 없다. 우리에게는 이미 이런 감각이 있다. 기본적으로 우리는 생명전자로 이루어져 있다. 그렇기 때문에 우리는 막힌 부분을 뚫고 잠자고 있는 부위들을 깨우기만 하면 된다. 생명전자 언어를 사용하는 것이 일상 언어 사용에 반하는 것은 아니다. 사실, 이 새로운 언어는 일상의 언어를 뒷받침하고 풍요롭게 하며, 다른 방식으로는 경험할 수 없는 삶의 측면들을 경험하게 해줄 것이다.

생명전자의 언어는 이해의 언어라기보다는 느낌의 언어다. 이 언어를 실험하고, 활력을 불어넣으며, 강화하기 위해서는 이런 질문이 필요하다. "어찌어찌 한다면 어떤 느낌이 들까?" 그런 다음, 어떤 느낌이 드는지 살펴본다. 다른 사람이 어떻게 느끼고, 바다와 산과 동물이 어떻게 느끼며, 지구가 어떻게 느끼는지 느껴본다.

에너지와 의식이 통합된 생명전자의 언어는 문화적으로 편향된 언어에 속박되어 있지 않기 때문에 모든 인류와 생명체를 위한 보편적인 언어가 될 수 있다. 생명전자 언어에는 지식과 기술이 필요 없다. 이 언어는 모든 생명체와 존재에게 영향을 준다. 진공에서부터 관찰된 우주에 이르기까지 실체를 모든 차원에서 보여준다. 이 언어를 활용하면 타인에게 자신의 느낌과 의도를 전달할 수 있고, 모든 존재와 연결된 것을 의식적으로 체험할 수 있다.

앞에서 언급한 것처럼, 최근 몇 년 동안 일상 언어를 사용하지 않고 느낌의 언어로 소통하는 사례가 많이 보고되었다. 여러 사례 중에서 교실에서 하는 간단한 실험을 예로 들어보자. 물을 반쯤 채운 두 개의 컵과 두 개의 양파를 준비한다. 양파를 컵 위에 올려놓고 양파의 뿌리 부분이 물속으로 약간 잠기게 한다. 그런 다음, 창가에 놓고 충분한 양의 햇빛을 받게 한다. 그러면 양파는 며칠 안에 싹을 틔우며 자라기 시작한다. 식물은 적당한 양의 수분과 햇빛을 공급받으면 잘 자란다. 이런 사실에는 이상한 점이 없다. 지극히 정상적이다.

그러나 양파에게 각기 다른 관심을 보이면, 다른 식으로 자라기 시작한다. 어떻게 관심을 달리 표현할까? 아주 간단하다. 양파를 볼 때마다, 한 양파에는 "사랑한다"고 말해주고 다른 양파에는 "싫어한다"고 말해준다. 좀더 쉽게 하려면, 각 문장을 종이에 써서 컵 위에 붙여놓고 양파 옆을 지날 때마다 그 문장을 소리 내어 읽으면 된다. 그렇게 일정한 시간이 지나면, "사랑한다"는 관심을 표현한 양파는 건강하게 싹을 틔우고 튼튼한 줄기로 성장한다. "싫어한다"는 관심을 표현한 양파는 싹을 허약하게 틔우고 줄기가 휘어지다가 마침내 시들어버린다. 이렇게 각자 다르게 반응하는 양파를 보면 놀라울 뿐이다. 교사들이 교실에서 '사람과 사물에게 긍정적인 태도를 보이는 것이 얼마나 중요한가'를 학생들에게 가르칠 때 이 실험을 하곤 한다.

이와 유사하면서 좀더 과학적인 사례로는 일본 의사인 에모토 마사루Emoto Masaru가 연구 발표한 물 이야기가 있다. 과연 물이 생각할 수 있을까? 학습할 수 있을까?《물은 답을 알고 있다 – 물이 전하는 신비한 메시지》를 읽어보면, 물은 인간의 감정에 반응하며 듣고 보는 힘이 있다는 것을 알 수 있다.

에모토 박사는 실험에서 여러 종류의 자연수를 냉동시키고 고속 카메라로 물방울 사진을 찍었다. 물방울이 얼어붙기 시작할 때 아름답게 빛나는 물 결정의 모습을 카메라로 포착했다. 여러 차례 실험해본 결과, 박사는 염소로 오염된 수돗물의 결정이 우물과 빙하와 샘에서 얻은 생수의 결정과 다르다는 점을 발견했다. 생수의 결정은 무늬가 아름답고 대칭 구조를 형성했지만, 수돗물의 결정은 뒤틀리고 무질서했으며 전혀 아름답지 않았다.

에모토 박사는 물에 음악을 들려주면 어떤 반응을 보일까 궁금해졌다. 물병을 두 개의 스피커 사이에 놓고 모차르트 교향곡 40번 G단조와 같은 고전음악을 들려주자 물이 아름답고 밝은 육각형 결정을 형성했다. 그러나 난폭하고 저질스러운 가사의 헤비메탈을 들려주자 물의 결정은 작은 파편들로 부서지고 말았다.

에모토 박사는 다음과 같이 자신의 연구를 계속 진행했다. 한쪽 병들에 '고맙습니다'라는 쪽지를 써 붙이고 다른 쪽 병들에는 '망할 놈'이라고 써 붙여 하룻밤을 그대로 두었다. 그 후에 물을 냉동시켜 결정 사진을 찍었다. 그랬더니 어떤 말을 들었느냐에 따라 물의 결정이 달랐다. '고맙습니다'나 '사랑해요' 등과 같이 다정한 말을 들은 물은 웃는 꽃의 모양으로 결정을 형성했고, '망할 놈'이나 '멍청아'처럼 기분 나쁜 말을 들은 물의 결정은 균형을 상실하고 구조가 일그러졌다.

현대과학으로는 이를 설명할 길이 없다. 과학계는 이런 사실에 대해 별다른 관심을 보이지 않는 것 같다. 우리는 양파나 물이 말이나 글에 반응하는 방법을 정확히 모른다. 말이든, 글이든, 아니면 다른 언어로 하든 실험의 결과가 같다는 사실은 무척 흥미롭다. 이는 양파나 물 등의 대상이 말이나 글 자체에 반응하는 게 아니라 말하는 이의 의도나 마음, 혹은 말 이면에 있는 관심에 반응하는 것으로 해석된다. 에모토 박사는 "세상 만물은 진동의 형태로 존재하며, 진동하는 모든 것들은 다른 사물에 영향을 준다"고 말했다. 또다시 여기서 우리가 생각하게 되는 것은 에너지와 의식이다. 관심이란 집중된 의식을 말하는데, 그 집중된 의식이 차이를 만드는 것이다.

양파가 다른 식물이나 채소에 비해 특별히 영리할 리는 없다. 아마 당근이나 감자로 실험해도 결과는 마찬가지일 것이다. 식물이 기쁨이나 고통 등 다른 생명체의 상태를 감지할 수 있다는 사실이 여러 관찰실험을 통해 밝혀졌다.

인체는 70~80퍼센트의 물로 이루어졌기 때문에 물은 인간에게 친근하다. 하지만 물을 구성하는 성분인 수소와 산소는 지구를 비롯해 온 우주에서 가장 일반적으로 발견되는 원소들이다. 물이 인간의 마음에 반응한다면, 공기나 빈 공간이 같은 반응을 하지 말라는 법이 없다. 아직 우리는 결정화된 물방울처럼 공기나 공간을 사진으로 포착하지 못했을 뿐이다.

  양자물리학은 우리의 관심이 미립자와 같이 미세한 사물의 상태에 변화를 일으킬 수 있다고 말한다. 그러므로 양파나 당근, 감자, 물방울 등이 우리의 관심에 반응하는 것은 그리 놀랍지 않다. 우리는 에너지 – 의식 통합체, 곧 보편적 매체인 생명전자를 이용해 우리가 다른 사람 그리고 모든 사물들과 소통하고 관계하는 방식을 재고하고 확장하게 해준다. 또한 우리가 그러한 소통과 관계를 위해 사용하는 일차적인 수단인 우리의 언어에 대해서도 다시 생각하게끔 해준다.

말로는 표현할 수 없는 것이 있다

  살다보면 마음속 깊은 곳에서 느낀 미묘한 기분이나 감정을 표현하고자 할 때 언어의 한계를 느끼는 때가 있다. 마음속 깊은 곳에서 느낀 바를 도저히 말로 옮길 수 없어서 낙담했던 적이 없는가? 혹은 전혀 예기치 않게 진리를 일견一見했는데, 현재의 언어로 설명할 수 없었던 적은 없는가? 창조적인 활동 분야뿐 아니라, 과학이나 수학처럼 이성과 지성으로 연구하는 분야에서도 인류사의 중요한 발견들은 언어적 분석이 아니라 마음의 직관에 따라 이뤄졌다고 한다. 그 진리들은 먼저 시각이나 느낌으로 포착되었고, 그 후 다른 사람에게 전달하기 위해 새로운 언어적인 표현을 갖게 되었다.

많은 영적 전통들은 사물을 있는 그대로 인식하는 부분에서 언어의 한계를 알았다. 예를 들어, 선禪에서는 대상에 이름을 붙이거나 생각하지 않고 곧바로 대상을 보는 수행을 한다. 생각도 내려놓고 잡념도 내려놓으면 존재의 깊은 층을 볼 수 있으며, 진리에 좀 더 가까이 다가갈 수 있다.

위대한 영적 전통에서는 심오한 가르침을 언어로 전달하지 않고 단순한 행위로 전달하는 경우가 많았다. 2천5백 년 전의 석가모니 부처님은 연꽃을 들어서 전달했다. 부드러운 미소로 전달하기도 하고, 말하지 않고 침묵으로 전달하기도 했다. 사람들은 스승의 몸짓과 표현을 분석하고 해석하기 시작했다. 미소는 이걸 뜻하고, 꽃은 저걸 상징하고……. 사람들은 해석을 책으로 기록했고, 그 책들은 특정 종교의 경전이 되었다. 일단 경전이 되고 나면 해석된 언어는 권위를 가졌으며, 사람들의 생활을 통제하고 제한했다. 그리고 사람들은 경전에 나오는 말들을 암기하고 암송하고 흉내 냈다.

이런 식으로 생명과 깨달음의 진리는 화석화되었고, 살아 있는 내용에서 나오는 풍부한 정취와 향기는 사라지고 뼈만 앙상하게 남아버렸다. 참된 진리의 정수는 스스로 진리로 존재하는 것이지 그 진리에 대해 말로 떠드는 것이 아니다.

진리는 진리이지, 진리에 대한 설명이 아니다. 진리는 살아 움직이는 과정이며, 끊임없이 요동치고 진동한다. 당신은 진리와 하나가 될 수는 있지만, 적절한 언어로 설명할 수는 없다. 진리의 '체험' 속에서는 주체와 객체가 융화되어 순수한 앎 속에서 하나가 된다. 진리는 순수하고, 분리되어 있지 않으며, 깨어난 각성이다. 이러한 진리의 인식 속에서, 나는 '내가 진리를 보았다는 것'을 자각하고 내가 진리를 알고 있음을 인지한다. 그리고 마침내 진리를 '설명'해야 할 때, 의미를 전달하기 위해 말을 사용하기 시작한다.

진리를 인식하려면 자신과 진리를 분리해야 한다. 진리를 설명하려면 자신과 인식을 분리해야 한다. 그래서 말로 표현된 진리는 참 진리의 그림자의 그림자일 뿐이다. 부처님이 꽃을 들지 않고 하품을 했다면 그 하품은 꽃보다 진리를 더 적게 표현했겠는가?

다른 한편, 진리를 말로 드러낼 수 있을 때가 있다. 하지만 그럴 때에도 진리를 일견하게 만드는 것은 말 자체가 아니다. 그것은 스승의 말 속에서 퍼져 나오는 진동의 힘이고, 그 진동에 감응하는 주위의 에너지다. 사건 현장에 있는 것과 신문기사를 통해 사건을 접하는 것 사이에는 엄청난 차이가 있다. 언어를 통해 진리에 접근하려 한다면, 이는 설법을 받아 적은 글을 읽는 것과 같다. 언어의 한계는 그와 같다. 일상생활에서는 언어가 유용하지만, 진리의 물을 담기에는 그 그릇이 너무나 작고, 진리의 흐름을 잡기에는 그 그물의 구멍이 너무나 크다.

디지털 언어로도
포착할 수 없다

우리는 새로운 경험을 만나면 이를 이해하고 싶어 한다. 경험을 이해하는 것은 본질적으로 경험을 언어화하는 것이다. "내가 겪은 것을 이해하지 못하겠다"라거나 "도통 모르겠다"라고 말하는 것은 자신의 체험을 표현할 적절한 말을 찾지 못했다는 뜻이다. 사회가 점점 더 복잡해짐에 따라 경험을 말로 표현하는 일도 더욱 어려워지고 있다.

우리는 경험을 언어로 표현하려는 노력을 끊임없이 해왔다. 이제 새로운 어휘의 개발과 정보처리기술의 발전은 현란한 지경에까지 이르렀다. 오늘날 우리는 0과 1을 사용하는 이진법으로 모든 단어를 수치화해냈다. 이런 식으로 모든 단어는 디지털 신호로 바꿀 수 있고, 컴퓨터나 기계로 관리하고 처리할 수 있다. 단어는 물론, 심지어 빛과 소리도 비트 단위로 전송할 수 있다. MP3 플레이어나 디지털 카메라가 그런 기술이 발명한 사례들이다. '디지털 혁명'이라고 불리는 이런 발전은 0과 1처럼 단순한 신호의 조합으로 모든 경험을 표현해내는 데에 초점을 맞춘다. 하지만, 음성언어가 원래 표현하려는 대상(실체)에서 조금 빗나갔다고 한다면, 디지털 언어는 음성언어보다 더 빗나간 언어가 아닐까?

디지털 카메라로 이전에는 본 적이 없는 정말 아름다운 꽃을 찍어보라. 꽃에는 신선한 이슬방울로 빛나는 청초한 잎이 달려 있다.

그런 다음, 컴퓨터에 올려서 확대해보라. 사진을 계속 확대해가면 어느 순간부터는 꽃과 이슬 등을 알아볼 수 없게 된다. 꽃이나 이슬은 더 이상 보이지 않고 색채를 표현하는 점, 점과 점 사이의 공간만 보인다. 사진을 더 확대하면 점의 색깔조차 보이지 않는다. 이제 점은 들쑥날쑥한 얼룩으로 보인다. 새벽의 한기에 파르르 떠는 꽃과 꽃잎, 이슬방울에 반사되면서 작은 무지개를 빚어내는 햇빛은 모두 어디로 갔는가? 꽃을 볼 때 느꼈던 생생하게 진동하는 생명은 디지털 이미지에 숭숭 뚫린 구멍들 사이로 달아나버렸다.

진리와 생명은 진공의 입자인 생명전자라는 보편적·비음성적 언어 외의 다른 언어로는 포착할 수 없다. 생명전자는 무無의 입자로서, 우주의 모든 존재를 연결해주고 존재와 비존재를 이어주는 생명 에너지다. 생명전자는 에너지 – 의식 통합체의 입자다. 우리의 경험과 인식 사이의 틈새를 메워주는 수단이고, 모든 사람이나 만물과의 소통을 가능하게 하는 매체다.

모든 존재를 이어주는 언어, 생명전자로 표현한 세계

에너지 – 의식의 궁극적 재료인 생명전자가 우리의 실체다. 너와 나뿐 아니라 모든 존재와 온 우주를 감싸고 연결하는 궁극적인 공통 인자다. 이 생명전자를 각성하면 모든 존재와 내가 연결되어 있음을 체험할 수 있고, 언어를 초월해 소통할 수 있다. 생명전자의 시각으로 우리와 세계를 바라보면 다음과 같은 법칙을 이해할 수 있다.

만물은 연결되어 있다

나를 비롯한 모든 존재는 생명전자라는 같은 물질로 이루어져 있다. 나를 비롯한 모든 존재는 생명전자를 교환함으로써 끊임없이 상호작용하고 서로 소통한다. 서로의 모습과 작용이 달라 보이지만 실체의 깊은 차원으로 내려가 보면 궁극적인 공통성이 모든 존재를 연결한다. 이 연결을 통해 모든 존재는 서로 영향을 주고받는다. 우리가 무엇을 하든 그것은 자신에게 하는 것이다. 내게서 나가는 것은 무엇이나 나에게 돌아오는 법이다.

나는 나의 실체를 창조한다

생명전자와 생명전자로 이뤄진 만물은 무한한 잠재력으로 진동한다. 이 잠재력은 나의 의지와 선택에 반응해 현실로 나타난다. 나는 관찰함으로써 현실을 창조한다. 그래서 나는 창조적인 관찰자다. 창조적인 관찰자로서 나는 삶에서 좋고 나쁜 경험들을 창조한다. 내가 경험한 삶은 내가 알게 모르게 선택한 것들의 총합적 결과다.

 이런 사실을 부인하는 것은 자신에게 현실을 변화시킬 수 있는 힘이 있음을 부인하는 것이다. 이런 사실을 인정하고 수용하는 것은 스스로에게 자신의 운명을 창조할 수 있는 힘이 있음을 인정하는 것이다.

나는 한계도 시간도 없다

본질적으로 생명전자는 창조되지도, 파괴되지도 않는다. 그러므로 생명전자의 수준에서는 우리도 마찬가지로 태어나지도, 죽지도 않는다. 생명전자의 흐름, 즉 에너지 – 의식의 통합이 생명 현상을 일으킨다. 생명전자의 흐름이 눈에 보이는 형체를 갖출 때, 우리는 이것을 '탄생'이라고 한다. 형체가 보이지 않는 본체 속으로 녹아들 때 우리는 이것을 '죽음'이라고 한다.

'나의 삶'이라는 것은 탄생과 죽음이라는 두 점 사이에서 나타나는 현상이지만, 생명은 두 지점 사이에 있는 공간에 국한되지 않는다. 생명은 생명전자의 끊임없는 흐름이며, 이 생명전자는 무수한 형상으로 자신의 모습을 드러낸다. 하나의 현상으로서의 내 삶, 혹은 어떤 삶에도 시작과 끝이 있지만, 생명 자체는 시작과 끝이 없다. 그렇다면 어느 것이 나의 실체인가? 탄생과 죽음이라는 두 지점 사이에서만 지속되는 현상이 나의 실체인가, 아니면 모든 현상의 토대를 이루고 모든 변화를 일으키면서 자신은 변하지 않는 생명이 나의 실체인가?

나는 모두를 위해서 산다

자신에게 다음 질문을 해보라. "'인간은 모두 연결되어 있고 궁극적 공통성의 현현이다'라는 저자의 말이 옳다면, 나는 다른 사람과 다른 생명체와 다른 존재를 어떻게 대해야 하는가?" 우리는 생명전자의 힘을 활용해 자신의 현실을 창조할 수 있다. 그렇다면 당신은 어떤 현실을 창조하고 싶은가? 어떤 세상이 당신 앞에 펼쳐지기를 원하는가?

궁극적 공통성을 인정하고 수용하면, 우리는 다른 사람과 다른 생명체와 모든 존재를 향한 자비심을 자연스럽고 자발적으로 키울 수 있다. 모든 존재를 위한 자비심이 일어날 때, 우리는 모두를 위해 살고 싶어질 것이다. 모두를 위해 사는 길이 곧 나를 위해 사는 길임을 알기 때문이다. 적어도 타인을 고의적으로 해하는 일은 자제할 것이다. 우리 모두가 다른 사람과 다른 존재들에 대해 이런 태도를 갖게 되면 궁극적으로 이 세상은 더욱 관대하고 평화롭고 조화로운 세상이 될 것이다.

이것이 우리가 일으키고자 하는 모든 변화의 바탕이다. 이것을 믿을 필요는 없다. 실험삼아 시도해봐도 좋고, 미심쩍어하면서 해봐도 좋다. 이런 시각을 받아들이고 자신이 생명전자인 것처럼 살아보라. 이 아이디어를 시험해보고, 그 원리를 응용해보고, 그 원리가 어떻게 작용하는지 살펴보라.

4장

세상을 바꾸는 진정한 힘

CHANGE

'나'가 사라지는
무無의 체험

선도의 전통에서 깨달음은 무아無我를 성취하는 것이다. '무無'는 '없음'이요, '아我'는 '나'를 뜻한다. 둘을 합치면 '내가 없다'는 뜻이다. 내가 없으려면 자신을 무로 바라볼 줄 알아야 한다. 이런 무아는 어떻게 가능할까? 우리는 무아를 어떻게 체험할 수 있을까?

무의 체험은 일반적으로 생각하는 것보다 훨씬 가까이에 있다. 예컨대, 눈을 감고 호흡을 느껴보면 곧바로 호흡이 깊어지고 마음이 고요해진다. 그런 다음, 서서히 자신의 몸을 알아차리고, 좀더 정확히 말해 몸 안팎에 있는 에너지의 미묘한 느낌을 알아차린다. 그런 순간에 당신은 이름이나 직업, 임무, 역할, 욕망 등으로 존재하지 않고 에너지 – 의식으로 존재한다.

　이 무에 대한 인식은 눈을 뜬 채로도 감지할 수 있다. 주위를 둘러보라. 벽에는 시계가 달려 있고 책상 위에는 컵이 놓여 있는 등 많은 사물이 눈에 띌 것이다. 별다른 생각 없이 사물을 고요히 관찰해보라. 사물이 실제로 거기 있다는 것을 어떻게 아는가? 우리는 사물을 볼 때 특정 대상에만 집중할 뿐 그 대상의 뒤나 옆에 있는 사물에는 주의를 기울이지 않는다. 하지만 홀로 존재하는 것은 없다. 모든 사물은 다른 사물들과의 관계 속에서 존재한다. 우리가 사물이나 사람을 인식하는 것은 이들과 이들의 배경 사이의 대비를 통해서다. 청각 체험도 이와 같다. 음악을 들을 때 가락과 리듬을 인식할 수 있는 것은 비단 소리 때문만이 아니라, 음과 음 사이의 침묵 때문이다. 좀더 정확히 말하면, 소리와 침묵이 대비됨으로써 가락과 리듬이 우리에게 전달되는 것이다.

　지금 벽에 달려 있는 시계를 본다고 하자. 시계, 거울, 액자 등등 무엇이든 관계없다. 이들은 모두 부차적인 인식이다. 일차적인 인식은 '무언가가 있다'는 것이다. 이러한 사물들의 이름과 용도를 인식하기 전에 나는 '무언가가 있음'을 안다. 나는 이 사물들과 이들의 배경 사이의 대비를 통해서 이 사물들이 존재함을 안다. 이것을 좀더 확장해보자. 우리는 어떤 사물이든 그 사물이 존재함을 어떻게 아는가? 사물이 있는 배경 덕분에 안다. 그렇다면 모든 존재의 궁극적 배경은 무엇인가? 그 배경은 무無요, 제로Zero다. 가장 순수한 마음이요, 우리가 인식하는 무다.

아직도 이런 말들이 추상적으로 들려서, 순수한 마음과 제로와 무를 좀더 구체적으로 체험하고 싶을지도 모르겠다. 자, 이제 좀더 앞으로 나아가 직접적이고 개인적인 체험을 할 수 있도록 무를 향해 한 발 더 내디뎌보자.

우리에게 필요한 깨달음은 무엇인가?

"당신은 이미 깨달았어요"라고 말하면 믿겠는가? 우리는 어떤 대상을 정확히 알지도 못하면서 그 대상에 대해 여러 가지 흥미로운 생각들을 만들어낸다. 이를테면, 깨달음과 신, 천국, 죽음과 같은 주제들이다.

깨달음은 무엇인가? 여러 영적 전통에서는 깨달음을 무의 실현과 제로의 회복이라고 보았다. 앞에서 언급한 것처럼, 한국의 선도 전통에서는 '무아'를 깨달음의 경지라고 생각했다. '무'는 '없음'을 뜻하고, '아'는 '나'를 뜻한다. 그래서 무아는 '내가 없음' 혹은 '에고가 없음'이다. 당신이 무아가 되었다고 해서 한 개인으로서의 당신이 사라지는 것은 아니다. '나'라는 인간의 참되고 변하지 않는 본성을 깨닫는 것이다.

많은 사람들이 다양한 영적 수련과 수행을 통해 깨달음을 얻고자 한다. 영적인 길을 가다보면, 그 길이 참된 깨달음에 이르는 길이든 아니든, 기이하거나 흥미로운 다양한 현상들이 일어날 수 있다. 어떤 현상들은 대단히 매혹적이기까지 하다. 그런 현상들은 지혜롭게 활용하기만 하면 도움이 된다. 하지만 그 현상들 자체가 깨달음의 징표도 아니고, 깨달음을 위해 필요한 것도 아니다. 이런 현상에는 초감각인지나 원격 인지 그리고 '기적적'인 치유 등이 포함된다. 그러나 이 모든 현상을 초월해서, 깨달음의 본질은 세상을 크게 이해하는 것이다. 세상을 크게 이해할 때 우리는 깊고 넓은 시각에서 세상을 전체로 볼 수 있고, 모든 대상을 큰 사랑으로 대할 수 있게 된다.

이렇게 세상을 크게 이해하면 우리는 자신이 홀로 스스로 존재하는 영원한 생명임을 깨닫는다. 그러한 실체의 수준에서는 선과 악, 좋음과 싫음, 축복과 저주, 탄생과 죽음 등과 같은 분별은 존재하지 않는다. 우리는 '나는 깨달음에 필요한 모든 것을 갖추고 있다'는 점을 알게 된다. 당신이 이를 인정하고 받아들일 수 있다면 그것은 깨달음이다. 그때 당신은 자신의 내면에 흔들리지 않는 절대적 진실함이 있음을 발견한다. 이 진실함이 있기에 우리는 이기적 욕망이나 사적인 관심사를 초월해 만물을 이롭게 하는 바른 선택을 하게 된다. 이런 생활이 확장되면 이 상태가 일상이 되고, 깨달음이 완성된다.

이것은 본질적으로 당신의 선택에 달려 있다. 어떤 영적인 길을 걸었든, 어떤 체험을 했든 여전히 선택은 선택이다. 영적인 성장은 그냥 이뤄지지 않는다. 사물에서 멀리 떨어져서 전체 모습을 보면서 동시에 존재의 내부로부터 실체의 핵심을 꿰뚫어보는 '타오의 눈'을 선택하는 데서 영적인 발전은 이뤄진다. '큰 이해'란 바로 이런 뜻이다.

여기서의 선택은 영적인 삶을 살고, 더 큰 삶을 살며, 지구와 전체를 섬기는 삶을 살고자 하는 선택이다. 매일 매 시간마다 한 개인으로 물질적인 차원에서 살기보다는 존재의 모든 차원에서 참 본성으로 살겠다는 선택을 하는 것이다.

이를 시험해보려면 생활 속에서 실천해보아야 한다. 예부터 전해오는 선도의 가르침은 "자신의 실체를 아는 것은 지혜요, 그 실체대로 사는 것은 덕이다"라고 했다. 실체로서의 삶을 산다는 것이 어렵게 들릴지 모르지만 사실 그렇지 않다. 자신의 참된 본성으로 살고, 자신의 실체로 사는 것보다 더 쉬운 길이 있을까?

당신은 신성한 존재이자
이미 깨달은 존재다

앞에서 했던 질문으로 되돌아가 보자. '당신은 이미 깨달았다'고 말하면 믿겠는가? 내가 그 사실을 증명해 주기를 바라는가? 아마도 당신은 '네'라고 대답했을 것이다. 좋다, 이를 증명하려면 간단한 실험을 해보면 된다.

바닥에 앉아서 무릎을 세우고 양팔로 무릎을 감싼다. 그런 다음, 몸을 한쪽으로 기울인다. 양발을 바닥에서 뗀다. 바닥에 쓰러지면 안 되니 몸이 너무 기울어지지 않도록 주의한다. 그 자세를 유지한 채, 다음 질문에 답해보라. "당신의 몸은 기울어져 있는가?" 당신은 '네'라고 답했을 것이다. 몸이 기울어져 있다는 것을 어떻게 아는가? 자신의 몸이 기울어진 것을 눈으로 볼 수 있기 때문에 '네'라고 답했다면, 이번에는 눈을 감고 해보라. 여전히 자세가 어색하고 몸이 한쪽으로 기울어져 있음을 알 수 있다. 당신은 어떻게 그것을 아는가? 당신 내부에 있는 평형감각으로 안다.

맞는 말이다. 고등학교 생물시간에 배웠던 대로, 평형을 조절하는 기관은 귀 안쪽에 있다. 이 기관의 형태를 묘사하기는 어렵지만, 건설 현장에서 쓰는 수준기(면이 평평한지 아닌지를 재거나 기울기를 조사하는 데 쓰이는 기구)처럼 액체가 들어 있고 양쪽이 막힌 관을 떠올리면 된다. 몸이 기울어지면 이 관도 기울어지지만 관 속의 액체는 액체의 성격상 평형을 유지한다. 이렇게 관이 기운 상태에서 그 내부의 액체는 평형을 유지하므로 관의 한쪽 끝이 다른 쪽 끝보다 액체가 많아질 수밖에 없다. 그러면 관의 양쪽에 있는 감각기관들이 압력의 변화를 포착해 그 신호를 뇌로 보낸다.

평형감각은 이런 식으로 작용한다. 이 평형감각 덕분에 당신은 몸이 기울어져 있음을 감지한다. 내가 여기서 지적하고 싶은 것은 당신 안에 기울지 않은 무엇인가가 있기 때문에 몸이 기울어져 있음을 안다는 것이다.

좀더 분명히 이해할 수 있게 다른 예를 들어보자. 당신이 진실하지 않을 때, 당신은 '나는 진실하지 않다'는 사실을 안다. 어떻게 아는가? 맞다! 깊은 내면에서 당신은 언제나 진실하기 때문이다. 당신이 무엇을 행하고 생각하고 말하든 그것에 아무런 영향을 받지 않는 절대적인 진실함이 당신의 내면에 있다. 절대적인 진실함은 당신이 하는 일을 거울처럼 있는 그대로 비춘다. 그 진실함은 내면에 있는 완벽한 저울이다. 그것은 몸이 기울었는지 아닌지를 알려주는 평형감각처럼 자신이 얼마나 진실한지를 알려주는 저울이다. 그 절대적 진실함을 무시하거나 부정하고, 그것으로부터 숨고 달아나고자 해도 내면 깊은 곳에 있는 절대적인 진실함 때문에 자신이 진실하지 않을 때 진실하지 않음을 알아차리는 것이다.

절대적인 진실함은 당신이 성취한 것이 아니다. 이것을 스스로 노력해서 성취해야 한다면 인류에게는 희망이 없다. 지금까지 완벽하게 진실하지 못했을 때가 몇 번이나 있었는지 헤아려보라. 우리는 1년에 또는 평생 동안 대체 몇 번이나 거짓말을 하는가? 어제는 또 어땠는가? 약간의 과장이나 의도적으로 세부사항을 살짝 빠뜨리는 등 아주 사소한 정도만 진실하지 않아도 그것으로 끝이다. 99.9999퍼센트는 100퍼센트가 아니기 때문이다. 그렇다면 노력으로 절대적인 진실함을 성취하는 것이 어떻게 가능할까?

여기에 중요한 사항이 하나 있다. '우리가 밖으로는 진실하지 못할 때가 있을지 몰라도, 우리 안에는 언제나 진실함이 있다.' 그것은 우리가 만든 게 아니다. 이 진실함은 언제나 거기 있었다. 처음부터 우리는 그런 진실한 마음을 부여받았다. 이 진실함은 절대적이고 무조건적이다. 어떤 존재가 절대적이고 무조건적이라는 속성을 가졌을 때, 우리는 그것을 신성하다고 여긴다. 내면에 있는 절대적인 진실함은 우리가 하나, 도道, 무無, 하나님이라고 부르는 우리의 신성한 본성에서 나온다. 제로보다 더 순수한 것이 존재할 수 있는가? 무보다 더 진실한 것이 존재할 수 있는가? 분리되지 않고 오염되지 않은 순수한 본성이 있기에 무와 제로는 만물을 절대적으로 진실하게 비추고, 있는 그대로 헤아린다. 무와 제로, 궁극적 실체 등은 우리 내면에 있는 절대적인 진실함과 완벽한 저울의 바탕이다. 우리 스스로가 본래 하나와 무, 에너지 – 의식, 생명전자로 이뤄져 있기 때문에 절대적인 진실함은 언제나 우리 내면에 있을 수밖에 없다.

이 절대적이고 궁극적인 실체는 언제나 우리 내면에 있으면서 동시에 모든 곳에 편재해 있다. 우리가 알아차리든 그렇지 않든 관계없이, 이 실체는 구름 뒤에서 빛나는 태양처럼 언제나 거기 있다. 구름 때문에 보이지는 않지만 그 존재를 부인할 수는 없다. 내면의 본성이라는 태양, 생명전자라는 태양은 우리가 보든 말든 상관없이 언제나 빛나고 있다. 이 태양은 이전부터 계속 거기 있었기 때문에 우리가 만들어야 할 필요도, 획득해야 할 필요도 없다. 우리는 그 사실을 인정하기만 하면 된다. '당신의 본성은 바로 신성이며, 신성과 분리된 적이 없음'을 인정하는 것은 당신의 선택이다. 나는 무엇을 깨달았느냐는 질문에 "깨달을 것이 아무것도 없다는 사실을 깨달았다"고 답했다. 깨달음은 무엇을 성취하는 것이 아니다. 그것은 이미 거기 있는 것을 인정하는 것이다. 그러므로 깨달음은 선택이다.

영적인 여정에서 지금 우리가 어느 단계에 와 있든, 영성의 길을 이제 막 출발했든 오래 전에 출발했든, 깨어 있든 잠들어 있든 관계없이 절대적인 진실함(하나와 무)은 항상 거기에 있다. 그 진실함이 우리의 참된 본성이다. 참된 본성은 스스로를 알기 위해 어떤 설명이나 증명이 필요 없다. 그냥 안다. 왜냐하면 앎은 본성의 속성 중 하나이기 때문이다. 참된 본성은 모든 사람에게 존재한다. 바로 이것이 '모든 사람은 이미 깨달았다'는 말의 참뜻이다.

그러나 집중하고, 생각하고, 이해하고, 아는 능력인 우리의 마음은 너무 오랫동안 개별적 자아만을 지켜보고 경험했기 때문에 개별적 자아, 즉 에고를 실체로 여긴다. 많은 사람들이 경험하듯, 진리(내면의 침묵과 광대함과 진아의 환희)를 일견하더라도, 그 진리가 실체이고 참된 본성임을 알아보더라도, 대부분은 아직 에고의 지배 하에 있다.

그러나 진리를 일견한 사람은 자신의 참된 본성이 무엇인지 알기 때문에 삶 속에서 무엇을 놓치고 있는지를 안다. 그가 놓치고 있는 것은 가장 깊은 차원의 '일치'다. 그것은 자신의 삶이 자신의 본성을 완전히 발현시키지 못하고 있다는 느낌이다. 이러한 일체감이 없는 삶은 행복하지 않다. 공허하고 무의미하다. 이때부터 그는 참된 본성과 공허한 삶 사이의 간극을 채우는 것을 삶의 목적으로 삼는다. 이것이 수행의 시작이다. 누구도 그에게 수행하라고 부탁하거나 강요하지 않는다. 그는 자신이 진실로 원하기 때문에 수행을 한다. 그가 바라는 목표는 완성, 본성과의 완전한 합일이다. 이 완성이 그가 삶에서 바라는 유일한 것이다.

어떤 사람에게는 진리를 인정하고 받아들여서 진리와 하나 되는 일이 저절로 일어나기도 한다. 마치 고요하게 동트는 것처럼 일어나기도 한다. 다른 이에게는 벼락처럼 오기도 한다. 진리와 하나 되는 일에는 무수히 많은 길들이 있다. 진리에 눈뜨는 것은 개인마다 다르다. 어떤 이에게는 즉각적으로 일어나고, 다른 이에게는 시간을 두고 일어난다.

절대적인 진실함이 감지되었을 때, 우리는 그것을 양심으로 인지하고 경험한다. 이 장을 시작할 때 언급한 '무, 즉 절대적인 진실함의 개인적이고 직접적인 체험'은 바로 '양심'을 두고 한 말이었다. 무, 즉 절대적인 진실함은 많은 이들에게 머나먼 이야기처럼 들릴지 모른다. 하지만 양심은 늘 익숙하게 들어왔다. 양심은 인지된 절대적 진실함이다. 우리가 결코 잃어버린 적 없는 양심과의 연결을 회복하는 것(양심의 소리에 귀를 기울이고 마음의 문을 여는 것)을 통해, 우리는 내면의 제로에 맞추어 우리 삶의 균형을 재조절할 수 있다.

양심의 힘이
우리를 위대하게 만든다

양심은 인간의 행동에서 나타나는 신비 중 하나다. 양심은 심리학과 철학, 심지어 경제학 분야에서도 대단히 열띠게 논의된 주제들 중 하나다. 양심은 인간이면 누구나 지닌 가장 기본적인 속성이라고 여겨지는 이기주의나 자기중심적 사고로는 설명되지 않는다. 이기적 동기의 시각에서 본 양심은 비합리적이고 비이성적이다. 양심에 대해 매우 놀라운 사실은 모든 사람이 양심을 지녔다는 것이다. 이 사실을 너무나 당연하게 여기기 때문에 우리는 양심이 무엇인지, 왜 양심이 있는지, 양심은 어떻게 작용하는지 생각하지 않는다. 성격이나 생활환경, 배경 등에 관계없이 모든 사람이 양심을 지녔다는 사실은 깊이 성찰해볼 만하다.

진실을 행하면 개인적 불이익이나 손해를 보는데도, 왜 어떤 사람은 진실한 쪽을 선택할까? 양심의 소리를 따르지 않으면 왜 불편하거나 고통스러울까? 양심은 우리 안에 있는 절대적 진실함, 신성한 본성의 표현이기 때문이다. 절대적인 진실함은 우리 모두의 내면에 있고, 본능적인 생존의 욕구 너머에 있다. 양심은 우리의 본성이기 때문에 우리는 양심을 매순간 의식하지는 않는다. 인간이 되기 위해 나의 인간됨을 항상 의식할 필요가 없고, 남성이 되기 위해 남성성을 의식할 필요가 없으며, 여성이 되기 위해 여성성을 의식할 필요가 없는 것과 같다. 그냥 나는 인간이고, 남성이며, 여성이다.

    자신의 본성이 의심받거나 도전받을 때 우리는 자신의 본성을 자각하게 된다. 당신은 자신의 양심을 언제 가장 예리하게 자각해 보았는가? 양심에 따라 행동했을 때인가, 아니면 양심에 걸리는 행위를 했을 때인가? 우리가 양심을 기억하는 상황은 매우 역설적이다. 양심과 진실함을 거역하는 순간, 우리는 내면에 있는 양심과 절대적인 진실함을 더욱더 분명하게 자각하게 된다. 양심은 우리의 본성에 속하기 때문에, 우리는 양심을 따를 때 편안하게 느낀다. 편안하게 느끼기 때문에 자신이 양심을 따르고 있다는 것을 의식하지 못한다. 양심을 따르지 않으면 부자연스럽고 불편하며, 불행하고 고통스럽게 느끼게 되고, 그래서 자신이 양심을 저버렸거나 양심에 어긋났음을 예민하게 자각한다.

    다른 사람에게 해를 끼칠 말이나 행동을 하려고 하거나 생각하기만 해도 가슴에서 느껴지는 불편한 느낌, 혹은 내면에서 들리는 낮고 고요한 경고의 목소리, 이것들은 우리를 바른 길로 안내하는 신성의 소리다. 그런 경고의 목소리를 무시하고 옳지 않은 것을 행했을 때 느끼는 후회도 신성의 소리다. 반면, 양심을 따르면 보상이 찾아온다. 노벨상을 수상한 벨기에 시인인 모리스 메테를링크 Maurice Maeterlinck는 다음과 같이 말했다. "선한 행위는 그 자체로 행복한 것이다. 세상의 어떤 보상도 선한 행위 뒤에 오는 감미로운 보상과 비교할 수 없다." 당신은 양심의 소리를 무시할 수 있을지는 몰라도 양심의 존재 자체는 부정할 수 없다. 양심은 당신의 본성 속에 뿌리를 박고 있기 때문이다.

또한 양심은 도덕이나 윤리, 규범 등과도 다르다. 도덕과 윤리는 상대적이며, 사회와 문화와 역사의 상황에 따라 달라진다. 한 문화에서는 도덕적인 것이 다른 문화에서는 비도덕적인 것이 되기도 한다. 어떤 상황에서는 영웅적이라고 칭송받는 행위가 다른 상황에서는 용서받을 수 없는 범죄라고 비난받기도 한다. 하지만 양심은 상황에 따라 달라지지 않는다. 양심은 진실을 향한 의지, 조건이나 상황에 상관없이 바르게 행동하려는 의지다.

양심이 있기에 우리 모두는 위대한 존재가 될 수 있는 가능성이 있다. 부인할 수 없는 양심의 존재감 덕분에, 우리의 선택이 개인적인 손실을 가져온다고 할지라도 진실한 쪽을 선택할 수 있다. 에고의 눈에는 비합리적이고 비이성적으로 보이는, 이타적이고 용감하고 대담하게 창조적인 위대한 행동을 선택할 수 있다.

몇 해 전, 거대한 쓰나미가 지나간 뒤 일본 후쿠시마의 원자로 노심이 용해될지 모르는 위기 상황이 발생했을 때, 지방정부는 냉각수를 공급하기 위해 원자로에 접근해 전력선을 복구할 지원자를 모집했다. 약 120명가량이 신청했다. 그들은 지방정부가 고용한 기술자나 공무원이 아니라 모두 자원해서 신청한 사람들이었다. 연령과 경력도 다양했다. 젊은이도 있었고, 60세가 넘은 사람도 있었다. 인근 도시에서 온 사람도 있었고, 멀리 떨어진 도시에서 비행기를 타고 온 사람도 있었다.

언제 녹아내릴지 모르는 위험을 안은 원자로 주위에서 작업하는 것은 아무리 많은 보수를 준다고 해도 엄두가 나지 않는 일이었다. 자신의 안전보다는 모두의 안전을 먼저 생각하는 지원자들, 그들 내면의 무언가가 그들을 일깨워서 위험한 작업에 나서게 한 것이다. 자원자들은 그렇게 해서 오게 되었다. 절대적인 진실함이 깨어날 때, 그 진실한 소리를 따르기 시작할 때 우리가 얼마나 다른 사람이 될 수 있는지를 그들이 여실히 보여주었다.

양심은 모든 사람들 속에 있기 때문에, 우리가 위대한 존재가 될 수 있는지의 여부는 단순히 양심이 존재한다는 것으로 결정되지는 않는다. 양심의 존재를 인정하고 그 양심이 이끄는 대로 따르려 하는 선택에 따라 결정된다. 절대적인 진실함과 그 진실함의 표현인 양심은 모든 사람의 내면에 있다. 그것을 인정하는 것이 지혜요, 그렇게 사는 것이 미덕이다.

양심의 걸림돌을 치우는 법

양심을 인식하는 것과 양심을 따르는 것은 별개의 문제다. 이런저런 이유를 들어서 양심을 따르기 어렵다고 말하는 사람들이 있다. 아프다, 두렵다, 낙담했다 등의 말이 친근하게 들리는가, 아니면 멀게 느껴지는가? 전 세계적으로 인류의 삶은 이 말처럼 되어가는 것 같다. 주위를 둘러보라. 당신 주변의 사람들은 어떤가? 당신은 어떤가? 이런 상태에 속하지 않는 사람을 일상생활에서 얼마나 볼 수 있는가?

아프고, 두렵고, 낙담하면 양심을 따르기가 어려워지기는 한다. 아프고 두렵고 낙담하면 의지가 약해지고, 쉽게 무너지며, 마음은 쉽사리 외부 환경에 휘둘린다. 작은 위험이나 유혹만으로도 금세 마음이 변한다.

이런 상황들은 서로 밀접하게 엮여 있다. 무엇보다 먼저 많은 사람들에게 제일 큰 걱정거리는 자신의 건강이다. 자신의 건강을 유지할 수 있을지가 불확실해지면, 인생관이나 생활관이나 자신감에 그림자가 드리운다. 이런 면에서 볼 때, 현대적인 의료제도가 이 상태를 개선하는 데 큰 공헌을 한 것은 엄연한 사실이다. 효과나 비용 면에서 '치료보다 예방이 훨씬 더 낫다'라는 점에 많은 사람들이 동의한다. 간단히 말해, 건강은 아프고 나서 회복하기보다 건강할 때 유지하기가 더 쉽다. 이것은 다들 아는 상식이다.

현재의 의료제도는 다른 식으로 기능한다. 일차적인 초점을 예방에 두기보다는 치료에 둔다. 치료비용의 절반 이상은 치료 자체에 쓰이기보다는 진단에 쓰인다고 한다. 고가의 고에너지 첨단 장비를 사용한 진단이 필요 없을 때조차도, 값비싼 첨단 기술 장비들이 동원된다. 그런 고가의 첨단 기술 장비를 동원해서 진단해도 불행하게도 질병의 원인을 정확히 밝혀내지 못하는 경우가 허다하다. 엄청난 경비와 시간, 에너지를 들였지만 정확한 질병의 원인을 밝혀내지 못한다면 그것은 당혹스러운 모순이다.

현재 의료제도의 또 다른 슬픈 현실 중 하나는, 건강을 관리하기 위해서는 고도의 전문지식이 필요하며, 우리 같은 비전문가는 자신의 건강을 책임질 수 없다는 믿음이 널리 유포되어 있다는 사실이다. 이런 태도는 '건강은 엄청나게 노력해야 지킬 수 있는 특별한 것'이라는 신념과 연관되어 있다. 우리는 질병을 안고 사는 게 너무 익숙해서 이런 관념을 갖게 되었다. 하지만 자연 속에 있는 다른 생물을 둘러보라. 야생화와 나무가 무슨 약을 먹고, 들짐승이 어떤 병원에 다니는가? 건강을 지키려면 특별한 노력을 기울여야 한다는 관념은 건강에 대한 시각들 중에서 제일 먼저 바꿔야 할 것이다. 건강은 특별한 노력과 비용을 들여 지키는 게 아니라 생명의 가장 자연스러운 상태다. 참다운 건강은 생명의 가장 자연스러운 상태여야 한다.

건강에 대한 불안과 더불어 경제적 불안은 두려움과 위기감을 가중시킨다. 보통 사람들뿐 아니라 부자들조차도 '미래의 재정 상태는 불안하다'고 느낀다. 대부분의 사람들이 매일 늘어만 가는 빚을 떠안고 산다. 건강의 불확실성에 더해 경제적인 불안까지 겹칠 때 많은 사람들은 미래를 두려워한다. 현실을 더 암울하게 만드는 것은 우리의 정신과 생활 저변에 깔려 있는 낙담의 분위기다.

'어둠과 종말'의 분위기는 새로운 게 아니다. '옛날이 좋았다'는 이야기는 어느 시대에나 있었다. 이런 생각은 '세상은 계속 나빠져 간다'는 인식이나 가정을 바탕으로 한다. 현대이든 과거이든, 우리는 여러 다른 문화 속에서 비슷한 이야기를 찾을 수 있다. 우리가 미래의 긍정적인 가능성에 대해 열정적으로 이야기할 때조차 우리는 때로 자신이 자신의 말에 대한 확신 없이 떠들고 있다는 사실을 발견한다. 실제로 믿지도 않으면서 긍정적인 이야기를 얼마나 자주 했는지 생각해보라.

"걱정 마, 틀림없이 잘 될 거야."

"내일이면 좋아질 겁니다."

체념과 낙담의 분위기는 이토록 널리 퍼져 있다. 그런데 이런 절망감은 어디에서 비롯했을까? 정말로 그럴 만한 현실적인 근거가 있어서 우리는 절망감을 느끼는 것일까? 아니면 우리의 마음이 병들어 있기 때문일까?

우리의 세계관은 참으로 주관적이다. 우리의 인생관과 세계관은 생각과 감정과 환경에 따라 쉽게 변한다. 그렇다면 우리의 정신에 영향을 주거나 정신 상태를 결정하는 내면의 요인들, 우리를 의기소침하게 만드는 내면의 요인들을 살펴봐야 한다. 세상은 정말 종말을 맞이할지 모른다. 어둡고 우울한 기분에는 그럴 만한 객관적인 이유가 있을는지 모른다. 하지만 일반적으로 외부세계에서 일어나는 일들은 우리가 통제할 수 없다. 세계에서 일어나는 일들과 그 방향을 바꾸는 데는 많은 시간이 필요하다. 따라서 외부 요인을 찾아서는 별다른 소득이 없다. 당신의 세계관과 인생관을 어둡게 만드는 일차적인 내면의 요인은 무엇이라고 생각하는가?

좀더 단도직입적으로 질문해보겠다. 당신은 자신을 믿는가? 만약 자신을 믿지 않는다면, 세상과 인생에 대해 긍정적인 믿음을 갖기는 대단히 어렵거나 거의 불가능하다. 스스로가 더 나은 사람이 될 수 있다는 믿음이 없는데, 어떻게 세상이 긍정적으로 변화할 거라고 믿을 수 있겠는가? 그렇다면, 우리는 어떻게 하면 자신에 대한 믿음을 가질 수 있을까? 심리치료를 받거나 자기최면을 하면 될까? 거울 앞에서 '나는 나를 믿는다'라고 열심히 반복한다고 될 일이 아니다. 우리의 양심, 바다처럼 푸르고 그윽한 눈으로 우리를 지켜보는 내면의 절대적인 진실함 때문에 우리는 타인을 속일 수는 있지만 우리 자신을 속일 수는 없다.

나의 답은 이것이다. '깨어나라!' 당신의 진정한 실체를 인정하고 받아들이라. 자신의 참된 가치, 절대가치를 깨달으라. 그리고 더 중요한 것은 그것을 삶 속에서 실천하는 일이다. 입으로는 이렇게 말하고 실제로는 저렇게 한다면, 어떻게 양심이 당신을 신뢰할 수 있겠는가? 자신에 대한 신뢰는 언행일치에서 나온다. 언행일치 외에 다른 어디에서 나올 수 있겠는가?

많은 사람들의 마음속에서 '언행일치'라는 단어는 지키지 못한 약속과 밀접하게 관련되어 있다. 그래서 이 말이 나오면 방어적인 자세를 취하거나 죄의식을 느낄 수 있다. 그러므로 내 말의 어조에 유의할 필요가 있겠다. 언행일치에 대해 내가 가지고 있는 생각은 근육을 단련하기 위해 운동을 하는 것처럼 언행일치도 매일 연습할 수 있다는 것이다. 근육을 단련하기 위해 무거운 것을 들어 올리는 연습을 하다 보면 성공할 때도 있고 성공하지 못할 때도 있다. 하지만 무거운 것을 들어 올렸을 때만 근육이 단련되는 것은 아니다. 사실 들어 올리지 못할 때 더 많은 힘을 쓰기 때문에 근육은 더 강하게 단련된다. 중요한 것은 어떤 식으로든 계속 시도하고 실행하는 것이다. 단번에 언행일치를 마스터할 수는 없다. 그러므로 진실하게 조금씩 계속 연습하고, 해냈을 때는 기뻐하라. 해내지 못했을 때는 인정하고 그 경험을 통해서 배움을 얻으라. 그러면 언행일치라는 근육은 계속 단련될 것이다. (6장에서 '어떻게 뇌가 지닌 잠재력을 개발하는가'를 설명할 때 어떻게 언행일치의 근육을 단련하는지를 다시 설명하겠다.)

우리는 몸의 근육을 써서 무거운 것을 들어 올리거나 다른 곳으로 옮길 수 있다. 마찬가지로 언행일치의 근육을 써서 마음을 강력한 행동으로 옮길 수 있다. 이런 식으로 양심의 신뢰를 얻을 수 있고, 자신을 진짜로 믿을 수 있다. 진실로 자신을 믿을 때 세상과 인생을 믿는 일이 한결 쉬워진다.

희망은 어디에 있는가?

이 시대는 질병, 두려움, 낙담 등이 거의 모든 곳에서 대다수의 사람들에게 영향을 끼치고 있다. 이런 질병과 두려움과 낙담의 어두운 장막 아래에 있게 되면 양심의 소리를 따르기가 어렵고 힘들다. 하지만 동시에 양심의 소리를 따르지 않는 것은 고통스럽다.

건강하고, 용기 있고, 희망에 차 있을 때는 양심을 따르기가 한결 쉬워진다. 사람들이 건강하고, 용기 있고, 희망에 차 있을 때 그들의 마음을 바꾸고 의지를 꺾기는 어렵다. 누구도 그들의 의사에 반해서 자기가 원하는 일을 시킬 수 없다. 그들은 비록 자신에게 손해가 될지라도 본인이 믿는 바를 소리쳐 말하고, 의연히 일어서 본인이 옳다고 느끼는 일을 할 것이다.

나는 지금껏 이런 변화를 지켜보았기에 희망에 차 있다. 나 자신의 진정한 실체를 깨닫고 난 후 나는 희망적이고, 용기 있고, 삶에 대해 열정적으로 변했다. 그리고 인류와 지구의 상태에 대해 책임감을 느끼게 되었다. 인류와 지구는 나와 분리되어 있지 않기 때문이다.

나는 안양의 충현탑 공원에서 나의 깨달음과 생명전자를 나누기 시작했다. 나의 첫 수련생은 몸의 절반이 마비된 사람이었는데, 그에게 운동을 가르치기 시작했다. 당시에는 아직 수련 프로그램이 체계화되지 않아 나는 느끼는 대로 몸의 흐름에 내맡기고 그에게 따라하라고 했다. 얼마간의 시간이 지나고 수련이 효과를 나타내면서 그는 말짱하게 나았다. 그러자 그 모습을 본 사람들이 나를 찾아왔고, 이 운동이 시작되었다. 나는 찾아오는 사람들을 가르치면서 아프고 두려움에 차 있고 낙심한 사람이, 건강하고 용기 있고 희망적인 사람으로 바뀌는 모습을 줄곧 지켜보았다.

참으로 놀랍게도, 대부분의 사람들은 내가 선택한 행로를 그대로 따라갔다. 자신이 체험한 좋은 점들을 다른 사람들과 나누고 싶어 하면서 그들도 나처럼 공원으로 나가기 시작했다. 머지않아 수련을 가르치는 공원의 숫자가 3천 개 이상이 되었고, 지금은 가장 활발한 문화운동 중의 하나가 되었다. 그리고 여전히 가정과 학교, 직장, 문화센터, 시청 등 공동체 삶의 다른 영역으로 확장되어 가고 있다.

참된 기적은 양심의 힘을 회복하는 것

이들은 모두 건강에 대한 필요와 관심으로 시작했고, '불치병'이 나은 사례도 적지 않았다. 하지만 그것은 참된 기적이 아니다. 참된 기적은 양심의 힘을 회복하는 것이다. 건강하고 용기 있고 희망적으로 변화했을 때 그들은 양심의 힘을 사용하기 시작했다.

양심의 힘을 회복한 사람들은 사적인 이익보다는 모두의 이익을 생각했다. 모두를 이롭게 하는 데서 참된 인생의 목적을 찾으려고 했다. 가장 의미 있고 주목할 만한 것은 사람들의 이런 마음의 변화였다. 오직 자신만의 이익을 위해 살아온 사람들에게 이것은 커다란 변화였다. 우리 내면에 있는 신성한 본성, 즉 양심은 만물이 서로 연결되어 있음을 알기 때문에 항상 모두를 이롭게 하는 것을 최우선으로 삼는다. 멀리 보면 이것이 더 현명한 선택이다. 당신에게는 이롭지만 모두에게는 이롭지 않은 일은 결국 당신에게도 이롭지 않을 것이기 때문이다. 모두를 이롭게 하려는 이 정신을 곧 '홍익弘益'이라고 한다. 바로 이것이 2장에서 설명한 천부경이 전하는 가르침의 핵심이다. 천부경은 하나 즉 무가 궁극의 실체이며, 인간의 내면에 하늘과 땅이 있다고 가르친다.

나는 위대한 마음, 홍익의 정신, 우주의 영원한 전체성이 모든 사람 안에 있다고 믿는다. 이런 마음이 깨어나면 모든 사람들이 '우리가 분리되어 있지 않고 서로를 이롭게 하려는 마음을 자연스럽게 닦을 것임'을 알 것이다. 또한 나는 홍익의 정신이 깨어나면 사람들이 자신의 문제를 해결하고 인류가 지구 차원의 현안을 해결하는 데에 많은 도움이 될 거라고 믿는다. 우리에게 필요한 과학기술과 정보, 자원은 이미 있다. 현재의 지구 위기를 극복할 수 있는 열쇠는 어떤 제도나 기술이 아니라 지구를 염려하고 모든 생명을 자기 목숨처럼 아끼는 마음이다. 성경은 "네 이웃을 네 몸같이 사랑하라"고 말한다. 바로 이것이 내가 이 책을 쓰고 자신과 실체를 바라보는 새로운 대안으로 생명전자를 이야기하는 유일한 이유다.

이번 장의 제목은 '세상을 바꾸는 진정한 힘'이다. 세상을 바꾸는 진정한 힘이 무엇이라고 생각하는가? 그 힘은 월 스트리트에서 나오는가? 백악관에서 나오는가? 우리는 세계적인 사건이 벌어지는 것을 목격했다. 정치와 종교, 사업, 보건 분야의 지도자들이 어떻게 행동하는지도 지켜보았다. 지도자들이 의사를 결정할 때, 내면의 절대 진리를 기준으로 삼고, 모두의 이익을 의사결정의 목표로 삼는 것으로 보이던가?

양심이 바로 그 진정한 힘이다. 양심은 우리 내면에 있다. 절대적으로 진실하려는 의도에서 세상을 바꾸는 힘이 나온다. 사적인 이익보다는 공적인 이익을 앞세우는 마음에서 세상을 바꾸는 힘이 나온다. 이러한 의도와 마음을 갖는 것은 분명 윤리적인 선택이다. 하지만 동시에 자신의 실체를 깨닫게 되면 이러한 의도와 마음은 또한 가장 자연스럽고 합리적이고 현명한 선택이 될 것이다. 대통령 선거에서부터 마트에서 물건을 사는 것까지, 사람들이 일상생활에서 선택을 하는 모든 순간에 양심의 힘을 온전히 사용하기 시작하면 세상은 변화할 것이다.

우리 모두에게 이런 마음이 있음을 알기 때문에 나는 희망에 차 있다. 우리는 양심의 힘을 사용하기만 하면 된다. 당신은 자신이 창조해낼 수 있는 변화를 보고 놀랄 것이다.

누가 내게 "깨달음은 무엇입니까?" 하고 물어오면 나는 "양심을 회복하는 것입니다"라고 말해주겠다. 누가 "명상은 왜 해야 하나요?" 하고 물어오면 "당신의 내면에 있는 홍익의 정신, 즉 양심을 찾아서 일깨우기 위해 합니다"라고 말해주겠다.

5장

영점조율을 실현한 절대 저울

CHANGE

사회 차원에서는
양심을 어떻게 적용할까?

 양심은 우리의 본성(무)에서 오는 절대적인 진실함을 우리가 지각한 것으로, 모든 사물들을 있는 그대로 비춘다. 이것을 우리가 일상생활에서 하는 모든 선택과 판단에 어떻게 적용할 수 있을까? 나아가 절대적인 진실함이란 개념을 사회 차원에서 어떻게 적용할 수 있을까?

 '우리는 변화해야 한다'는 인식하에 이야기를 시작했다. 이제 우리가 바꾸고 싶은 것이 정확히 무엇인지 자세히 살펴볼 필요가 있다. 물론 변화의 대상은 여러 가지가 있겠지만, 나는 근본적인 것을 고려해보자고 제안한다. 우리에게 필요한 변화는 자동차 동력이나 컴퓨터 속도의 향상처럼 이미 우리가 가지고 있는 것을 더 낫게 만드는 변화가 아니다. 우리에게 필요한 변화는 방향의 변화여야 한다. 지금 우리가 어디로 가고 있는지 몰라서 방향을 바꿔야 한다는 말이 아니다. 우리는 지금 어디로 가고 있는지 매우 잘 알고 있다. 현재의 방향대로 계속 가면 어떤 결말을 맞이할지도 잘 알고 있다. 지금 가고 있는 방향이 바람직한 방향이 아니며, 그곳에서 우리 자신을 찾을 수 없다는 점도 깊이 인식하고 있다. 그렇기 때문에 방향의 변화가 절대적으로 필요한 것이다.

변화하려면 새로운 선택을 해야 한다. 좀더 의식적이고, 좀더 명료하며, 좀더 생명의 가치를 존중하는 선택이 필요하다. 우리가 지금까지 해온 일을 계속 하는 것도 하나의 선택이지만, 의미 있는 발전을 가져올 수 있는 선택은 아니다. 우리가 지혜롭게 새로운 선택을 하기 전에 먼저 철저한 재평가가 필요하다. 지금 우리가 중시하는 것, 우리가 가진 것 그리고 우리가 요구하는 것들을 주의 깊게 살펴볼 필요가 있다. 이것들이 우리에게 정말로 중요한지, 우리가 진정으로 원하는 것인지 확인하기 위해서다.

재평가해야 하는 대상들은 새로운 게 아니다. 이 대상들은 오랫동안 우리가 당연하게 여겨온 가치와 기준이다. 이런 가치와 기준에는 다음과 같은 것들이 있다. 개인적인 인생 목표인 성공, 그 목표를 이루는 길인 경쟁, 시장에서 지배적인 위치를 선점하려는 회사의 목표, 이 목표를 달성하는 방법인 생산성과 이윤, 건실한 국가경제 지표로서의 GDP 증가, 평화 유지를 위한 군사력 유지와 사용, 엄청난 비용과 전문가의 도움이 필요한 의료제도 등등.

이런 가치 기준은 정말로 타당한가? 사람들은 대부분 이런 가치 기준을 기정사실로 받아들인다. 우리는 이런 가치 기준의 타당성에 대해 거의 의문을 제기하지 않는다. 우리가 당연하게 받아들이는 가치와 원칙과 신념을 살펴보는 것, 이것이 지금 우리가 해야 할 일이다. '이것은 정말 중요한가'와 '이것이 정말 내가 원하는 것인가'와 같은 질문들을 무비판적으로 수용한 생각과 습관적으로 해온 행동에 적용해보고자 한다.

이런 가치의 재평가 과정은 어디에서 시작해야 할까? 평가의 수단인 마음에서부터 시작하는 것이 옳겠다. 마음이 바르게 기능한다고 확인되면, 우리는 안심하고 이 마음을 우리의 신념체계와 가치의 우선순위들을 검토하는 데에 사용할 수 있을 것이다.

우리는 저울을 사용하는 방식으로 마음을 사용한다. 저울에 물건을 올려놓고 무게를 달아 그 물건의 가치를 파악한다. 하지만 그 저울이 정확히 영점에 맞춰져 있지 않거나, 자신도 모르는 사이에 다른 물건이 저울에 올라가 있다면 어떨까? 설사 완벽한 저울을 가지고 있다 하더라도, 저울의 영점이 정확히 맞춰져 있지 않다면 무게를 달고자 하는 대상을 정확히 평가할 수 없다.

우리 각자의 저울에는 아무것도 올려놓지 않은 상태에서도 이미 자신만의 무게가 실려 있다. 이 때문에 저울에 물건을 올려놓으면 눈금은 정확한 무게를 가리키지 않는다. 그 물건을 올려놓기 전에 이미 저울 위에 다른 무게가 올려져 있기 때문이다. 우리는 저울에 이미 다른 무게가 올려져 있음을 인식하지도 못하고, 기억하지도 못한다.

　이 무게란 각자가 가진 관념들, 과거의 기억들, 가치관, 해소되지 못한 정신적·감정적 상처나 부담 등이다. 우리는 자신이 지고 다니는 무게 때문에 사물을 명확하고, 객관적이고, 편견 없이 바라보지 못한다. 자신이 색안경을 끼고 있으면서도 그 사실을 인식하지 못하는 경우와 같다.

　그러므로 먼저 자신의 저울을 영점조율하고 색안경을 벗어야 한다. 그럴 때 우리는 영점에서 시작할 수 있다. 계산기로 여러 가지를 계산할 때를 생각해보자. 한 계산을 마치고 다른 계산을 하려면, 먼저 앞의 계산을 지워야 한다. 새 출발, 이것이 우리가 바라는 것이다.

저울의 눈금을
영점조율 하라

　어떻게 하면 우리가 가진 저울의 영점을 회복할 수 있을까? 영점을 회복한다는 말은 무슨 뜻일까? 먼저 개인적인 차원에서 눈금의 영점조율은 우리의 인식을 깨끗이 해서, 순수하게 관찰할 수 있는 힘을 되찾는 것이다. 순수한 관찰은 우리의 인식을 알아차리는 것에서부터 시작한다. 우리는 대상을 보거나 듣거나 맛볼 때 인식하는 자를 알아차리지 못한다. 우리의 관심이 모두 대상으로 향하기 때문이다. 우리는 또한 과거의 경험이나 희망, 기대, 믿음 등으로 만들어진, 정신적·감정적 틀이나 필터를 통해 사물을 바라본다. 하지만 이런 사실은 더더욱 의식하지 못한다.

당신은 어떤 색안경을 끼고 있는가? 완벽하게 객관적으로 세상을 보는 일이 가능할까? 좀더 바르게 인식하는 방법은 1장에서 '타오의 눈'이라고 설명했던 것처럼 전체의 시각에서 사물을 바라보는 것이다. 우리의 참된 본성을 덮고 있는 이름과 관념, 역할, 직업, 교육, 인종, 국적, 종교 등의 온갖 정보를 넘어 우리의 실체를 깨달아야 사물을 전체의 시각에서 바라볼 수 있다.

그렇다고 해서 우리가 습득한 모든 지식과 정보를 지워버리고 백지상태가 되어야 한다는 말은 아니다. 설사 우리가 원한다고 해도 마음은 백지상태가 되지 않는다. 그렇지만 우리의 실체를 인정하고 받아들이면 참된 본성과 기능적 에고, 실체와 현상, 영원한 것과 영원하지 않은 것, 우리의 본성에 도움이 되는 것과 에고에 도움이 되는 것의 차이를 분명히 알 수 있다. 이런 점이 분명해져도 우리는 자신의 이름과 직업과 국적 등을 그대로 유지하기로 선택할 수 있다. 하지만 우리가 옛날의 정보를 그대로 유지한다 해도, 참된 자기인식에 바탕을 두었을 때는 우리의 목적과 사고방식, 태도, 행동 등은 근본적으로 다를 것이다. 당연히 그 결과도 달라질 것이다.

영점조율은 무와 공을 궁극적 실체와 본성으로 경험하고 자각하는 데서 온다. 무와 공은 가장 순수한 마음이요, 에너지 - 의식 그 자체다.

그러나 이것이 끝이 아니다. 사실, 영점조율의 전 과정은 여기에서부터 시작한다. 먼저 자신의 실체를 인정하고 수용하는 일이 매우 중요하다. 자신의 실체를 인정하고 수용해야 우리는 새롭고 균형 잡힌 시각에서 열린 마음과 신선한 눈으로 사물을 볼 수 있기 때문이다. 이 과정에서 가장 중요한 부분은 우리가 중요하게 여겨 온 삶의 가치를 재는 데 사용하는 척도들에 영점조율의 개념을 적용하는 것이다.

왜 파운드와 킬로그램이 중요한가?

나는 여행을 좋아한다. 새로운 경험을 좋아해서이기도 하지만 무엇보다 새로운 사람을 만나고 그들과 내가 깨달은 바를 나누고 싶기 때문이다. 장거리 여행을 하는 사람에게는 시차 적응이 문제가 되지만 나는 명상과 기수련을 한 덕분에 시차 적응을 수월하게 하는 편이다. 하지만 통화와 파운드, 킬로그램, 자, 치, 온스, 미터, 피트, 야드, 킬로미터, 마일 등의 단위와 치수에는 매우 어둡다.

여러 나라를 여행하다 보면 각 나라마다 단위와 치수의 체계가 다르다. 그래서 어느 물건의 느낌과 모습을 정확히 떠올리려면 나라마다 다른 단위와 치수를 내게 익숙한 것으로 전환해야 한다.

역사적으로 여러 영토와 나라를 점령하여 복속시킨 왕에게도 단위와 치수의 문제는 골칫거리였다. 현명한 왕은 새로운 영토를 정복하면 모든 지역에 법령을 공포하여 하나의 도량형만을 쓰도록 했다. 이 문제가 왜 중요한가? 여러 나라를 한 나라로 통합하면 '하나의 나라, 공동의 운명체'라는 생각을 모두에게 심어주어야 했다. 그렇지 않으면 차이점들이 결국 곪아터져서 하나로 통합되었던 나라가 여러 나라로 분리되기 때문이다.

더욱 중요한 것은 국민들 사이의 갈등은 대부분 문화나 삶의 철학이 달라서 일어나는 게 아니라 일상의 거래가 부당하거나 불공정할 때 발생한다는 점이다. 이 점은 새로 통일된 나라의 경우에는 더욱 중대한 문제였다. 아직 사회적 신뢰의 기반이 제대로 형성되지 않은 상태에서는 거래를 위해 좀더 보편적이고 신뢰할 수 있는 기준이 마련되어야 했다. 천 년 전에도 그랬고, 지금도 마찬가지다. 그래서 예전의 현명한 왕들은 사회질서를 확립하기 위해 도량형을 통일해야 했다.

모든 거래의 공정과 신뢰는 모두에게 통용되는 도량형에서부터 시작된다. 상인들이 저마다 다른 저울을 가지고 있으면 사회는 혼돈에 빠질 것이다. 오늘날도 세계의 다른 지역들에서는 서로 다른 치수와 가치의 단위를 쓰고 있다. 전 세계 대다수의 나라가 미터법을 쓰지만, 미국은 여전히 마일과 파운드를 고집한다. 하지만 두 도량형 간의 상호 전환이 수학적으로 표준화되어 있고, 이 변환율을 모든 나라가 받아들이고 있기 때문에 불과 몇 초면 계산할 수 있다. 이 문제가 더 이상 갈등 요인이 되지는 않는 것이다. 통화의 경우도 마찬가지다. 나라마다 화폐제도가 다르다. 하지만 예전과는 달리, 화폐와 치수 단위의 차이는 더 이상 갈등의 원인이 되지는 않는다.

갈등과 논란의 원인은 같은 대상을 두고 사람마다 다른 가치를 부여하는 데에 있다. 맥도널드의 쿼터 파운더Quarter Pounder(맥도널드에서 판매하는 햄버거의 일종-역주)는 킬로그램으로 재든, 파운드로 재든 같은 쿼터 파운더지만, 사람마다 사회마다 같은 햄버거를 놓고 다른 가치와 의미를 부여한다. 국민과 문화와 사회는 가치를 재는 기준이 서로 다르기 때문이다. 지금까지 우리는 이러한 차이가 존재하는 것을 당연하고 보편적인 사실이라고 인정해왔다.

절대가치 VS 상대가치
그리고 시장체제의 한계

시장은 서로 다른 가치의 상품들이 한데 모여서 타협을 이끌어내는 거래 체제다. 상품의 가치는 수요와 공급의 법칙으로 결정되며, 시장이 그 제품에 부여한 가격에 따라 거래가 성사된다. 어떤 상품이 인기가 좋으면 가격이 상승하고, 회사는 해당 상품을 생산하는 데에 더 많은 돈과 노력을 투자한다. 이것이 기본적인 시장의 논리다. 그러나 수요와 공급의 법칙을 따르지 않는 현상을 만나게 되면, 그 현상을 어떻게 설명해야 할지 난감해진다. 그런 상황에서 우리는 시장제도의 태생적인 한계를 더욱더 많이 깨닫게 된다.

시장체제의 기본전제 중의 하나는 모든 시장 구성원이 상품이나 거래와 관련이 있을 수 있는 모든 정보를 완전하고도 동등하게 제공받는다는 것이다. 그러나 우리는 그런 전제가 비현실적임을 안다. 시장체제의 결정적인 결함은 삶에서 가장 중요한 가치들은 값을 매길 수 없고, 그렇기 때문에 이 거래 시스템 안에서 제대로 가치를 인정받지 못한다는 점이다.

논점을 간단하고 명확하게 하기 위해서, 절대가치와 상대가치의 차이를 살펴볼 필요가 있다. 내가 절대가치라는 개념을 통해 의미하는 것은 공기와 물 등 자연이 부여한 가치들이다. 문화와 사회제도 등 인간이 만든 가치는 상대가치다. 상대가치는 사회적 상황과 개인적 선호, 삶의 조건 등에 의존하기 때문에 상대적이다.

대단히 인상적인 사례는 종교에서 찾아볼 수 있다. 절대자를 논하기 때문에 종교는 상대가치가 아니라고 주장할 수도 있다. 그러나 종교 자체가 신은 아니다. 종교는 신에 '관한' 가르침이다. 신의 길을 인간의 마음이 이해할 수 있는 방식으로 설명한 것이다. 그 신이 진짜라면 자신이 존재하는 데에 다른 설명이 필요 없다. 종교는 믿는 사람들이 절대 진리로 간주해줘야 절대 진리로 존재할 수 있다. 이런 면에서 종교는 상대가치다. 믿지 않는 사람들에게 특정 종교는 이교이거나 신성모독으로 비칠 뿐이다.

상대가치는 당신이 좋아할 수도 있고, 좋아하지 않을 수도 있는 가치를 말한다. 그러나 절대가치는 당신의 생존을 위해 절대적으로 필요하기 때문에 당신의 호불호를 떠나 존재하는 가치를 말한다. 절대가치는 당신이 좋아하느냐, 아니냐에 관계없이 중요한 가치다. 특정 상대가치를 상실하면 슬프거나 불편할지 모르지만, 절대가치를 상실한다는 것은 곧 생명이 끝난다는 뜻이다.

이는 누구나 알 수 있는 명백한 사실이다. 그런데도 현재의 상황을 보면 우리의 가치체계는 상대가치를 절대가치보다 우위에 놓는다. 영속하는 절대가치는 안중에도 없이 덧없는 상대가치를 추구한다. 현재의 시장체제는 절대가치를 다룰 만큼 성숙하지도 않고, 그런 가치가 존재한다는 사실을 인정할 만큼 정직하지도 않으며, 그런 가치를 거래할 수 있을 만큼 정교하지도 않다.

이를테면, 우리는 생태계를 안정적으로 유지하는 데에 생물다양성이 대단히 중요하다고 여긴다. 이때 한 종種의 시장 가치는 얼마인가? 인류의 생존을 위해 모두가 필수불가결하다고 여기는 청결한 환경에 대한 시장 가치는 얼마인가? 종교에서 약속하는 구원과 영생의 가치는 또한 얼마인가? 깨달음을 얻는 데에는 얼마를 지불하면 되는가?

시장체제에서 값을 매길 수 있든 없든, 이 모든 것들은 거래다. 우리 모두는 매우 복잡하게 연결되어 있기 때문에 삶 자체가 끊임없는 거래의 연속이다. 시장에서의 거래는 우리가 매일 끊임없이 교환하는 정보와 에너지의 양 중 극히 일부에 지나지 않는다. 이 거래들의 지불 방식은 다양하다. 돈으로 지불하기도 하고, 노력으로 지불하기도 한다. 사려 없는 행동 하나가 평생의 짐이 되기도 하고, 따뜻한 미소 한 번으로 몇 생의 빚을 갚을 수도 있다.

시장체제는 상품이나 서비스 가치를 결정하는 훌륭한 체제이고, 잠재적으로 공정한 체제다. 우리는 시장체제 뒤의 가정들에 의문을 제기하지 않은 채, 오랫동안 이 체제를 사용해왔다. 이 가정들은 인생에서 무엇이 중요한가에 대한 우리의 신념을 반영하고 있는가? 그런 신념들은 어디에 근거하는가? 사회적 조건이나 인습에 제약된 것들은 아닌가? 아니면 진실로 우리의 가장 중요한 관심사를 표현한 것인가? 깊은 성찰에서 나온 진정한 우리들의 신념인가? 지나치게 주관적이고 근거 없는 것은 아닌가? 아니면 타오와 자연의 법칙과 우주의 지성, 이들과 조화를 이루는가?

현재의 경제제도에 빠져 있는 것, 현재의 경제제도가 좀더 효율적으로 운용되기 위해 필요한 것은 모든 거래 대상을 포괄하면서 모든 거래 대상에 적합한 상대가치를 부여해주는 중심 가치다. 그렇다면 세상의 다양한 가치를 아우르고 상호 이해와 공존을 증진할 수 있는 중심가치는 무엇인가? 이것은 유로화나 달러 같은 것이 아니라 그보다 훨씬 보편적인 어떤 것이라야 한다. 그것은 모든 사람이 동의할 수 있고, 물질적이든 정신적이든 모든 상품의 가치를 판단할 척도가 되어주는 기준이다. 그렇다면 무엇이 그런 중심

가치가 될 수 있을까?

세계사회에서
영점조율이 갖는 의미

지금까지 인간은 자신을 모든 지구생물에서 최고의 지배자 위치에 올려놓고 그 위치에서 세계를 지배했다. '인간은 각자 분리된 존재이고, 끊임없이 상대와 경쟁하며 살아남아야 하는 존재다.' 우리는 이런 전제하에서 타인 및 지구와 관계를 맺어왔다. 그런 와중에 우리의 가치 기준은 끊임없이 변하는 유행과 변덕, 조종, 개인적인 감정과 기분 등에 끌려다녔다. 이런 점이 우리 가치체계의 한계다. 오늘날 우리는 이런 삶을 살고 있다.

인간은 너무나 주관적이고 자아 중심적이어서 객관적인 가치 판단의 심판관이 될 수 없다면, 오랫동안 객관적이라고 여겨진 과학은 어떤가? 종교는 어떤가? 정치는 어떤가?

과학은 물리적·물질적인 면에서 진리를 검증할 수 있는 꽤 믿을 만한 기준을 제시하지만, 가치체계에 대해서는 그런 기준을 제시하지 못한다. 과학사를 살펴보면 다른 학문처럼 과학도 편견에서 자유롭지 못하다는 사실을 알 수 있다. 과학이 발견한 진리는 계속 변화하고 진화하는 정보와 지식의 집합이다. 우리가 부분적 지식에서 통합된 지식의 세계로 나아가는 과정에서, 한 세대에서 진리라고 믿었던 것이 다음 세대에 가면 새로운 발견으로 결함이 드러나고 폐기된다. 과학자라면 누구보다도 먼저, '우리는 우주를 이해하려고 거대한 진보를 이룩했지만, 인간의 지식은 완전함과는 아직 거리가 멀다'고 시인할 것이다.

반면, 종교는 영원히 변하지 않는 진리를 보여준다고 주장한다. 하지만 모두 알다시피 종교가 주장하는 보편성과 절대권위, 신은 모든 사람에게 통하는 게 아니라 일부 국가나 민족에게만 통하는 것 같다. 이 지구에는 모든 사람들과 모든 문화가 공히 인정하는 신이나 경전, 행동규범 등은 존재하지 않는다.

정의나 자유와 같은 개념들은 어떤가? 정의와 자유의 추구는 보편적인 인간의 특성으로 칭송받는다. 이쪽의 자유가 저쪽의 자유와 싸우고, 이쪽의 정의가 저쪽의 정의를 공격하는 모습을 세계에서 어렵지 않게 볼 수 있다. 이렇게 자유와 정의조차도 특정 집단이나 사회의 해석에 따라 변한다. 이 문화의 '자유'는 저 문화에서 방종의 면허장이 될 수 있고, 저 문화의 '정의'는 이 문화의 시각에서는 가혹하고 잔인해 보일 수 있다.

그래서 세상은 분열과 갈등, 폭력, 전쟁 등을 낳는 혼돈스러운 가치와 이념과 도그마 등으로 넘쳐흐른다. 각기 다른 집단이 각기 다른 색이 입혀진 안경을 끼고 세상을 바라보기 때문이다. 한마디로 말해서, 스스로 보편적 진리를 표현한다고 자임하는 자연과학과 종교와 정치까지 포함해서 모든 것들이 편향된 가치체계의 틀 속에 갇혀 있다. 우리의 가치체계가 한쪽으로 치우친 이유는 너무 오랫동안 끼고 산 색안경 때문이다. 그러므로 우리에게는 좀더 큰 시야가 필요하다.

인간이 처음으로 지구상에 출현해 별과 달과 해의 신비를 궁금히 여기다가, 지구가 우주의 중심이 아니라는 사실을 깨닫기까지 얼마나 많은 시간이 걸렸는가? 우주가 지구 주위를 돈다는 생각을 포기해야 했을 때 처음에 인간은 커다란 굴욕감과 두려움을 느꼈을 것이다. 하지만 지금에 와서 보면 이러한 시각의 변화는 인간 의식의 성숙을 보여주는 증거가 되었다.

이제 우리가 지속적으로 성장할 수 있다는 증거를 다시 한 번 보여줄 때다. 우리에게는 또 다른 코페르니쿠스의 전환이 필요하다. 그런 변화를 일으키려면, 우리와 지구와의 관계를 재고해봐야 한다. 우리는 보통 우리와 관계가 있는 것이면 모두 '우리 것'이라고 부르는 습성이 있다. 마치 그 대상을 직접 소유하고 있는 것처럼 말이다. 지구도 예외가 아니다. 인간의 의식에서는, 우리에게 지구를 맘대로 사용할 권리가 있는 것처럼 생각하는 경향이 있다. 지구를 사용할 권리는 차치하고 과연 우리에게는 지구를 보호할 능력이 있는가? 부분과 전체의 관계에서 부분이 조화를 깨트리면서 집요하게 전체를 지배하려 들면 부분이 전체를 파괴하기 전에 전체는 부분을 제거한다. 이는 지구의 역사 속에서 거듭 발생했던 일이다.

137억 년의 지구 역사를 10억 년을 한 단위로 해서 14년으로 줄이면, 인간의 문명은 겨우 3분에 불과하고, 현시대는 6초에 불과하다. 공룡과 같은 일부 종들은 인간보다 훨씬 오래 지구를 지배했다. 다른 모든 종들, 특히 포유류에게 공룡이 남긴 최고의 유산은 역설적으로 공룡의 멸종이었다. 1억 6천만 년 동안 공룡 때문에 묶여 있던 생물학적 다양성을 향한 진화의 과정이 공룡이 멸종하면서 다시 시작될 수 있었기 때문이다. 공룡이 지구를 지배한 1억 6천만 년은 인류 진화의 전체 역사보다 무려 50배가 넘는다. 인간과 지구와의 관계를 더 넓고 긴 안목에서 살펴보면, 다음 한 가지가 매우 확실해진다. 인간이 지구에 속해 있지, 지구가 인간에게 속해 있는 것이 아니다. 인간이 스스로를 보호하고 번창할 수 있는 유일한 길은 지구라는 '전체'와 조화롭게 사는 법을 터득하는 것이다.

우리는 지구에 사는 거대한 생명계의 일원이다. 지구는 생명계의 중심이자 토대다. 지구상에 거주하는 모든 생명체를 위한 중심적 가치 기준은 '지구'가 되어야 한다. 우리의 에고나 욕구, 필요, 편견 등이 되어서는 안 된다. 다시 말해서, 이 행성에서 일어나는 모든 거래 행위를 평가하는 기준은 지구가 되어야 한다. 이것은 우리의 일차적인 정체성에도 적용된다. 우리 모두는 특정 집단이나 국가, 종교의 일원이기에 앞서 지구의 시민이다.

만약 지구가 없다면 신을 예배하는 제단도 있을 수 없다. 나아가 당신도 있을 수 없고, 당신의 종교도 있을 수 없다. 지구가 없다면 국가도 있을 수 없고, 국가를 지배하는 이념도 있을 수 없다. 가장 순수한 영점의 마음, 우주 의식을 회복하기 위해서는 먼저 지구 의식을 회복해야 한다.

지구는 모든 생명체를 위한 생명의 근원이다. 이런 사실은 지구의 존재, 지구의 장기적 건강과 안녕이 1차적 가치로서의 지위를 가질 것을, 다시 말해 다른 모든 가치평가를 할 때 가장 먼저 고려해야 하는 최우선의 고려사항이 되어야 할 것을 요구한다. 제1차적 가치는 우리가 개인적으로나 집단적으로 추구하는 모든 가치를 위한 공동의 기반이다. 이렇게 명백한 중요성에도 불구하고 지구라는 이 공동의 기반과 제1차적 가치는 진가를 인정받지 못했고, 학대받았으며, 이제는 심각한 위기 상황에 처했다. 그러므로 이제 지구라는 명백한 제1차적 가치를 바탕으로 하여 가치체계를 수정하고 영점조율해야 한다.

우리의 일상에 영점조율 적용하기

영점조율의 개념을 일상생활에 적용하는 방법은 매우 다양하다. 일반적으로 이 개념을 적용한다는 것은 노력과 투입을 더 줄이면서도 심신의 자연스러운 균형을 회복하고, 좀더 단순하고 자연스러운 방식으로 일한다는 뜻이다. 그러나 대개 '노력을 줄인다'는 말은 작업을 위해 기계를 더 많이 사용한다는 뜻이다. 이것은 개인의 눈으로 보면 줄이는 행위가, 전체의 시각으로 보면 훨씬 더 늘리는 행위가 될 수도 있다는 뜻이다.

우리가 일상생활에서 소유하고 사용하고 소비하는 크고 작은 상품 모두에는 거의 예외 없이 해당 상품 크기의 수백 배에 이르는 양의 물과 에너지(다른 형태로는 기름)가 들어 있다. 상품의 생산에는 거대한 양의 에너지와 다른 자원들이 투입되고, 그 후에는 폐기물이 산더미처럼 쏟아져 나온다.

설상가상으로, 상당량의 이런 재생 불가능한 자원이 실제로 사용되지 못하고 낭비된다. 이들 중 다수는 소비자의 손에 한 번도 닿지 못하고 폐기된다. 다른 많은 경우에는 이 자원들은 삶의 질을 향상시키는 쪽이 아니라 악화시키는 쪽으로 사용되는데, 이 역시 또 다른 의미에서의 낭비다. 그러므로 우리 삶을 영점조율 할 수 있는 한 가지 분명한 방법은 우리 삶을 유지하는 데 필요한 자원의 낭비를 최소화하는 것이다. 따라서 좀더 자연스러운 삶을 영위하려면, 앉아 있는 시간을 줄이고 좀더 많은 양의 땀을 흘려야 할 것이다.

이런 접근방식은 '더 많이'를 추구하는 방식에서 '더 적게'의 가치를 인정하는 방식으로 의식을 전환하는 것과 관련이 있다. 이것은 고소비 사회의 소비에 대한 압력에 반대하는 입장을 취해야 한다는 뜻일 수도 있다. 왜냐하면 끝없는 외적 성장을 1차적인 목표로 삼는 현재의 일반적인 가치체계에서는 '더 많이'는 좋은 것을, '더 적게'는 나쁜 것을 뜻하기 때문이다. 더 많이, 더 크게, 더 높게, 더 빠르게 등은 훌륭하고 가치 있는 것을 표현할 때 전형적으로 사용하는 용어들이다. '더 많이'가 실제로 자연환경의 더 많은 황폐화와 인류 문명을 파괴할 더 큰 가능성을 뜻할 때조차도, 우리 삶의 대부분의 영역에서 '더 많이'를 선으로 여기는 이런 시각이 여전히 지배적이다. 이런 시각은 변해야 하며, 우리 각자는 이 변화에서 중요한 역할을 할 수 있다.

사람들이 '더 많이'를 추구하는 것에 대해 다시 생각해보게 만드는 가장 중요한 두 가지 이슈는 '빚과 체중'이다. 빚과 체중이 늘어가는 것을 긍정적으로 보는 사람은 없기 때문이다. 빚과 체중은 우리가 삶에서 '더 많이'를 추구한 데서 온 직접적인 결과로, 현재 많은 사람들에게 심각한 영향을 미치고 있다. 사람들은 필사적으로 빚과 체중을 줄이고자 한다. 빚과 체중을 줄일 수 있는 유일한 길은 우리가 해온 것을 더 적게 하는 것밖에 없다. 즉 더 적게 소비하고(물건을 더 적게 구입하고, 더 적게 운전하며, 더 적게 연료를 소비하는 등) 더 적게 먹는 길밖에는 다른 길이 없다.

'더 많이'에서 '더 적게'로 이동한다는 것은 기본으로 돌아가 뭔가를 더 많이 하는 데서 답을 구하기보다는 해오던 것들을 줄이는 데서 답을 구해야 한다는 뜻이다. 야생 동물이 아플 때 어떻게 하는지 본 적이 있는가? 거의 대부분 먹기를 중단한다. 심지어 인위적으로 길들여진 가축들도 자연스러운 균형 상태를 유지할 필요가 있으면 먹기를 중단한다. 모두가 단식을 해야 한다는 말이 아니다! 그렇지만 자신의 삶이 원활하게 돌아가지 않을 때는 문제해결을 위해 이리저리 뛰어다니거나 타인의 도움을 요청하기보다는 잠시만 멈춰서 문제를 발생시킨 일들을 중단할 필요가 있다.

개인의 건강을 위한 영점조율

여러 해 동안 전 세계를 돌아다니며 수많은 사람을 만나본 후, 영점조율이 가장 필요한 분야는 개인의 건강이라는 사실을 알게 되었다. 좀더 직접적으로 말해서, 건강 문제는 생활습관에서 기인하는 경우가 많기 때문에 생활양식을 재고해야 한다.

건강한 생활을 하려면 어떻게 해야 할까? 건강한 생활을 위해 필요한 것들 중 세 가지를 들라고 한다면 무엇을 고르겠는가? 나는 숨 잘 쉬고, 잘 먹고, 잘 자는 것을 꼽겠다. 추가로 운동을 선택할 수도 있겠다. 운동은 필요하긴 하지만 위의 세 가지만큼이나 본질적인 것은 아니다. 별다른 운동을 하지 않고도 비교적 잘사는 사람은 보았지만, 호흡과 식사와 수면을 잘하지 못하면서 잘사는 사람은 보지 못했다. 거기에는 단 한 명의 예외도 없었다.

숨 잘 쉬기

인간은 먹지 않고 얼마나 살 수 있을까? 의도적으로 단식을 하든, 낯선 곳에 갇혀서 음식을 구할 수 없는 상황이든, 인체에는 몇 주

동안 먹지 않고 살 수 있는 능력이 있다. 물은 어떤가? 아마 한 주 가량은 버틸 수 있을 것이다. 그렇다면 호흡은 어떨까? 우리 모두는 숨을 안 쉬고 버틸 수 있는 시간은 음식이나 물에 비해 대단히 짧다는 것을 잘 알고 있다. 산소 공급이 1, 2분간만 지연되어도 뇌는 심각한 손상을 입는다.

문자 그대로 숨은 생명이다. 생명은 숨과 더불어 시작했고, 숨이 멈추는 날 생명은 끝난다. 호흡에 대해서는 이 책의 말미에서 자세히 다루겠지만, 단순히 호흡의 질을 끌어올리는 것만으로도 심신의 건강을 월등히 증진시킬 수 있다는 점은 기억할 필요가 있다. 약물이나 수술 등의 외부 도움에 의지하지 않고 자연스럽게 자신의 건강을 유지하고 증진시키고 싶다면, 일차적으로 자신의 호흡을 정말로 주의 깊게 들여다보아야 한다. 숨을 잘 쉰다는 것은 숨을 좀더 천천히 깊게 쉰다는 뜻이다. 숨을 천천히 깊게 쉬려면 먼저 숨을 자각해야 한다.

나는 숨쉬기를 가르치는 사람이다. 나의 직업은 흥미로우면서도 기이하다. 내가 성공했다는 사실은 우리가 자연스러운 삶의 균형에서 얼마나 멀리 벗어났는가를 보여준다고 하겠다. 너무 멀리 벗어난 나머지 우리는 자연스럽게 숨 쉬는 법조차 잊어버리고 말았다! 호흡법은 아주 다양하다. 그 중 당신에게 유용한 어떤 것을 발견할 수도 있으나, 숨을 잘 쉬는 간단한 방법은 숨을 천천히 깊고 편안하게 쉬는 것이다. 몸에 힘을 빼고 자신의 호흡을 느끼면서 편안하게 호흡한다. 자신의 호흡을 자각하게 되면 호흡은 자연스럽게 깊어지고 느려진다.

자연스럽게 호흡을 하면 혈액순환이 향상되고, 활력이 생기며, 감정이 가라앉아 마음이 차분해지고, 집중력이 향상된다. 생각이 선명해지고, 주의력이 좋아지며, 삶의 질이 향상된다.

잘 먹기

잘 먹는다는 것은 우리 모두에게 쉽지 않은 과제다. 식욕부진에서 비만에 이르기까지 식사와 관련된 건강 문제는 아주 많다. 상황을 더욱 어렵게 만드는 것은 식생활에 관한 정보가 일관성이 없거나 때로는 서로 상충하기까지 한다는 사실이다. 유지방을 제거하지 않은 전유全乳를 마셔야 하는가, 아니면 유지방을 제거한 탈지유脫脂乳를 마셔야 하는가? 그 전에 우유가 건강에 좋기는 한가? 살을 찌게 하는 주범은 탄수화물인가, 아니면 지방인가? 인체는 동물성 단백질이 필요한가, 아니면 사람이 그저 고기를 좋아하는 것인가? 이 문제들은 최근에 논란이 불거진 몇 가지 사례에 불과하다. 이런 서로 다른 주장들을 뒷받침하는 연구 결과의 상당수가 관련 산업계에서 나온다는 사실을 알면 상황은 한층 더 복잡해진다. 우유의 효과를 과대 포장하는 연구는 우유 산업에서 나왔을 것이다. 자연보조식품의 '위험성'을 폭로하는 연구는 제약회사가 부추겼을 가능성이 크다.

호흡에서 배웠던 것처럼, 음식과 식사 문제도 무엇을 어떻게 먹고 있는지 자각하는 것에서부터 출발하면 좋다. 우리가 먹는 음식과 그 음식에 대한 신체의 반응을 자각하다 보면 엄격한 다이어트 계획을 따라하느라 스트레스 받지 않고 신체의 상태와 요구에 유연하게 반응할 수 있다. 깨어 있는 의식으로 몸의 소리에 귀를 기울이고 조율함으로써 어떤 음식이 몸을 무겁고 둔탁하고 졸리게 만들며, 어떤 음식이 몸을 가볍고 신선하고 활력 넘치게 하는지 찾아낼 수 있다. 체질에 따라 몸에 좋은 음식이 서로 다를 수 있다. 이와 같이 먹는 것에 세심하게 주의를 기울이다 보면, 자신에게 좋은 식사법을 터득할 수 있다.

'어떻게' 먹는지를 자각하는 일 또한 중요하다. 자신이 어떻게 먹고 있는지 자각하지 않으면, 대부분의 경우 우리는 몸에 필요한 것을 택하기보다 욕구와 욕망 또는 습관에 따라 선택하게 된다. 혹은 심란한 마음을 누그러뜨리기 위해 특정 음식을 먹기도 하고, 혹은 단지 주변 사람들이 먹으니까 따라서 특정 음식을 선택할 때도 있다. 차분히 앉아서 음식을 음미해볼 시간이 없을 수도 있다. 빨리 회사로 돌아가야 하거나, 음식을 입에 넣고 씹으면서 이메일을 써야 하거나, 남보다 앞서서 최신 뉴스를 챙겨야 할 수도 있다. 그렇지만 자신이 어떻게 먹고 있는지 자각하기 시작하면 식사는 맛있는 선물과 아름다운 질감, 감사한 마음, 즐거운 만족 등으로 넘쳐나는 풍요로운 경험이 된다. 그럴 때 먹는 행위는 필요하지도 않고 정말로 좋아하지도 않는 음식을 위장에 채우는 일이 아니라, 음식을 진정으로 음미하는 일이 된다.

호흡에서처럼, 건강한 식사는 깨어 있는 의식으로 시작한다. 자신이 하는 행위를 자각하면서 말이다.

잘 자기

수면은 모든 생명체가 원래 누려야 하며, 아주 자연스럽고 아무런 노력이 필요하지 않은 행위여야 마땅하다. 그런데 그 수면을 위해 왜 그렇게 많은 과학적 연구와 이론, 상품, 약물 등이 필요한지 정말 미스터리다. 사실 호흡과 식사를 잘하면 수면의 질도 향상된다. 좀더 구체적인 것을 원한다면, 자기 전에 몸과 마음을 비우는 연습을 해보라.

몸을 비우는 일은 아주 간단하다. 잠자리에 들기 서너 시간 전에 아무것도 먹지 말고, 잠자기 전에 소변을 보면 된다. 하지만 마음을 비우는 일은 쉽지 않다. 원래부터 어렵기 때문이 아니라 우리가 어렵게 만들어놨기 때문이다. 물론 개인생활이나 직장생활에서 문제나 과제, 책임, 업무 등 챙겨야 하는 것들이 많다. 그런 일들은 피할 수 없다. 하지만 그렇다고 해서 잠 속에까지 지고 가야 할까? 잠자는 동안에는 아무리 원해도 그런 일들에 대해 우리가 할 수 있는 일은 거의 없다.

잠자리에서 이런 일들을 생각하고 있노라면, 실제로 당신이 하는 일은 생각을 진전시켜 나가는 것이 아니라 같은 생각과 선택과 문제를 마음속에서 계속 되풀이하는 것이다. 십중팔구 다음날 아침에 일어나서도 당신은 같은 생각들을 하고 있을 것이다. 다음날 아침에 이 일들을 잊어버릴까봐 정말로 걱정된다면 간단한 해결 방법이 있다. 머릿속으로 같은 생각을 계속 반복하다가 실제로 아무것도 할 수 없으면서 같은 생각들을 잠 속에까지 끌고 들어가기보다는, 자기 전에 메모해두고 다음날 메모를 확인하면 될 일이다.

잠을 잘 때 당신은 깨어 있는 동안 했던 생각들도 필요 없고, 몸과 호흡 외에는 그 어떤 것도 필요 없다. 2장에서 설명한 것처럼, 자신의 실체를 깨달은 후에도 책임 있는 사회적 존재로 살아가기 위해서는 기능적 에고가 분명히 필요하지만, 잠을 잘 때도 필요한 것은 아니다. 잠잘 때 우리는 모든 것으로부터 자유로워져서 우리의 실체가 될 수 있다. 그 이상도 그 이하도 아니다.

그러므로 잠들기 전에는 내면에 있는 광대한 공간을 인식하고, 공간과 몸속에서 넘쳐흐르는 에너지 – 의식과 생명전자를 느낌으로써 자신의 실체를 기억하고 체험하라. 이렇게 간단한 방법으로 수련을 하면 일이나 생활에서 오는 스트레스를 모두 내려놓고 자신의 실체로 잠들 수 있다.

텅 빈 몸과 텅 빈 마음으로 잠자면 텅 빈 마음은 무에서 나오는 평화와 지혜로 충만해지고, 텅 빈 몸은 수면 속에서 충분히 휴식을 취하며 생명전자의 원기로 재충전될 것이다.

숨 잘 쉬고, 잘 먹고, 잘 자는 일은 매우 간단하지만 일상생활의 정해진 패턴 속에서 실천하기가 쉽지 않을 때가 있다. 그래서 정해진 패턴에서 빠져나와 편안하고 산뜻한 환경 속으로 들어가면 많은 도움이 된다. 이런 이유로 나는 사람들이 휴식을 취하면서 자신의 실체가 무엇인지 성찰하고, 대자연과 다시 하나가 되어보며,

자연스러운 생명의 리듬을 회복할 수 있는 공간을 만들고자 했다. 장소를 물색하기 위해 미국 전역을 돌아다니다가, 애리조나의 세도나 근처에 있는 훌륭한 곳을 찾아냈다. 15년 전에 세도나 마고 리트리트Sedona Mago Retreat를 설립한 여러 이유 중 하나가 바로 자연스러운 생명의 리듬을 회복할 수 있는 공간을 만드는 것이었다. 이 리트리트는 사람들에게 타오의 원리를 가르치고, 그 원리를 자신의 삶 속에서 적용하는 데에 도움을 주기 위한 공간이다.

그 후로 균형이 완전히 무너진 사람들도 미묘한 생명의 에너지를 몸속에 흐르게 하면 자연스러운 리듬과 균형을 회복하는 모습을 수없이 목격했다. 사람들은 자연스러운 생명의 감각을 회복하면, 자신이 모든 생명체와 연결되어 있음을 깨닫고 자발적으로 모든 생명체에게 유익한 일을 하고 싶어 했다.

자신의 실체를 알고, 기본적인 일을 잘하며, 모두를 이롭게 하려는 마음으로 살면 된다. 누가 내게 "어떻게 하면 타오의 원리에 따라 살 수 있습니까?"라고 물으면 이와 같이 대답하겠다.

건강에 특별히 관심이 있다면, 심각한 의료 조치를 받기 전에 앞에서 지적한 세 가지 기본을 먼저 잘 해보자. 그리고 나서 얼마나 잘 했는지 확인해보자. 건강에 이상이 생겨서 약물이나 수술이 필요한 경우도 있을 것이다. 그런 경우라도 숨 잘 쉬고, 잘 먹고, 잘 자면 상태가 많이 호전된다. 그러나 세 가지 기본을 무시하면, 상태를 호전시키기 위해 온갖 일을 다 해도 별다른 효과가 없을 것이다. 뿌리가 그대로 남아 있기 때문에 증상이 조만간 수면 위로 다시 올라오기 때문이다.

참된 지구 경영의 시작

지금까지 살펴본 재평가와 영점조율은 빙산의 일각에 불과하다. 내가 앞에서 제시한 원리들을 활용해 자신의 내면과 주위를 살펴보았는가? 그렇다면 개인적으로나 집단적으로 삶의 모든 면에서 수정과 쇄신이 필요하다고 느꼈을 것이다. 수정과 쇄신을 위해 해야 할 일이 정말 많으며, 우리에게는 그럴 수 있는 특권이 있다.

모든 분야에 적용할 수 있는 영점조율의 주요 개념에는 다음과 같은 것들이 있다. 내면의 공간과 순수 의식을 모든 인식의 바탕으로 삼기, 삶의 모든 면에서 자연스러운 균형을 회복하기, 지구와 삶의 전체성을 모든 생활과 관계에서 중심가치 및 기준점으로 확립하기 등이다.

어느 국립공원에서 '가져온 것은 되가져 가시고, 원래 여기 있던 것은 그 자리에 놔두십시오'라는 안내판을 본 적이 있다. 지구를 대할 때 이런 자세를 금언으로 삼아야 한다. 지구는 맘대로 사용해도 되는 우리의 소유물이 아니다. 돈을 주고 산 적도 없고, 살 수도 없다. 우리는 그저 일시적인 관리자 역할만 부여받았을 뿐이다. 지구에서 짧은 생을 사는 동안, 우리가 삼아야 할 목표는 더 많은 땅을 사고 더 높은 빌딩을 짓는 게 아니라, 내면의 성숙을 이루고 온전한 인간이 되는 것이어야 한다.

우리는 유치원에서 장난감을 가지고 논 다음에 제자리로 돌려놓는 법을 배웠다. 아이가 장난감을 가지고 노는 일에서 얻는 것은 장난감 그 자체나 일시적인 즐거움이 아니라, 그 경험을 통해 얻는 성숙이다. 아이는 때가 되면 장난감을 손에서 놓는다. 장난감을 놓을 만한 나이에도 여전히 장난감에 집착한다면, 아이가 정신적·감정적 장애나 불균형을 가지고 있을지도 모른다고 생각할 것이다.

지금 우리는 장난감에 너무 집착한 나머지, 장난감을 가지고 노는 경험에서 배움을 얻고 우리의 영혼을 성숙시키는 것으로 나아가지 못하고 있다. 우리에게는 우리 자신의 배움과 성장을 위해 광대하고 풍요로운 지구의 자원을 사용할 수 있는 권한을 허락받았지만, 그와 동시에 사용한 자원을 원래의 상태대로 제자리에 되돌려 놓아야 할 책임도 있다.

이와 같은 각성은 우리의 생활을 인도하는 최소한의 기본이 되어야 한다. 이 최소한의 기본을 정치와 경제를 운용하는 원칙으로 삼는다면, 정치는 지구정치가 될 것이고 경제는 지구경제가 될 것이다. 이 최소한의 기본이 땅을 관리하는 기본 원칙이 될 때, 참다운 의미에서 지구 경영이 시작될 것이다.

6장

창조적인 마음과 깨어난 뇌

C H A N G E

무無는 당신에게 무엇을 주는가?

　　　　　　　　무無를 자신의 본성으로 인식하고, 양심(무에서 나오는 절대적인 진실함)의 안내를 따르고, 절대가치와 상대가치의 차이를 분명히 하고, 내면의 절대적인 진실함에 상응하는 외면의 절대저울로 지구를 사용한다. 우리는 앞 장까지 이런 내용들을 살펴보았다. 이 말들이 당신은 어떻게 들리는가? 친근하고 자연스럽게 들린다면, 이 말들과 공명할 수 있다면, 당신의 의식은 앞 장까지의 내용을 읽으며 상상할 수 없을 만큼 변화를 겪었다고 할 수 있겠다. 당신이 자각한 당신의 본성인 무는 그 본래의 성격상 집착하거나 자랑할 게 아무것도 없겠지만, 당신은 이러한 변화를 경험한 자신에 대해 자부심을 가져도 좋다.

그러나 이것도 내가 의도했던 목적지는 아니다. 지금까지의 여정이 즐겁고 자유로움을 얻는 과정이었는지 모르지만, 진짜 흥미진진한 부분은 이제부터다. 지금까지 우리의 대화는 앎과 존재에 관한 것, 좀더 자세히 말하면 우리의 실체가 무엇인지 알고, 현실 속에서 그 실체로 존재하는 것에 관한 내용이었다.

이제 여기서부터 우리의 여정은 창조에 관한 것이다. 개인의 삶 속에서 원하는 변화를 창조하고, 경험하고 싶은 현실을 창조하고, 마침내는 우리들 자신과 다른 사람들과 다음 세대를 위해 우리 모두가 소망하는 세계를 창조하는 여정이다.

생각이 현실이 된다, 정말 그럴 수 있을까?

양자물리학이 우리의 삶에 기여한 것 중 가장 위대한 게 뭐라고 생각하는가? 대답하기 쉽지 않은 질문이다. 컴퓨터와 레이저, 트랜지스터, 의료영상기술, CD, DVD 등의 수많은 발명품들이 '파동과 입자'라는 물질의 이중성을 응용한 것으로, 현대물리학의 여러 발견이 없었다면 존재할 수 없었다. 이렇게 경이로운 과학기술의 발명품들과는 별도로, 가장 위대한 공헌은 '의식적인 마음으로 관찰을 하면 가능성이 현실로 바뀔 수 있다'는 사실을 과학적으로 입증한 것일지도 모른다. 물리적 실재에 대한 이런 이해가 앞으로 어떤 영향을 미칠지는 아직 완전히 드러나지 않았지만, 대중적인 인기를 끈 《끌어당김의 법칙(The Law of Attraction)》이나 《시크릿(The Secret)》 등의 책이나 영화에서 설명한 신념들을 생겨나게 했다.

우리 모두는 희망과 꿈을 현실로 변화시킬 수 있는 열쇠, '생각이 현실이 된다'는 이론을 활용할 수 있는 비법을 찾고 싶어 한다. 《끌어당김의 법칙》을 주창한 사람들은 긍정적인 생각의 힘은 철을 끌어당기는 자석처럼 작용한다고 주장한다. 마찬가지로 《시크릿》을 따르는 사람들은 "당신의 바람(소울 메이트나 경제적 성공, 건강 증진 등 당신이 중요하게 생각하는 모든 것)을 마음속에 강하게 지니고 있으면 삶 속에서 현실화된다"고 말한다. 이런 가르침들은 마음속으로 바라는 바를 생각이나 이미지로 강하게 믿기만 하면 바라는 것을 이룰 수 있다고 시사하거나, 나아가 공공연히 주장한다.

문제는 이런 비법이 모든 사람에게 통하는 것 같지 않다는 사실이다. 그래서 '양자물리학의 원리가 모든 것에 적용되고, 마음의 관찰이 가능성을 현실로 바꾸는 힘을 가지고 있다면 왜 나의 관찰, 나의 주의력은 주변에 있는 것들에 영향이나 변화를 주지 못할까?'라고 의아해할 수 있다.

이 의문에 대한 답으로 나는 다음 두 가지를 질문하고 싶다.

1. 당신의 생각이 현실이 된다면, 그것은 당신에게 정말로 좋은 일인가?

2. 당신은 정말로 관찰하고 있는가?

생각이 현실이 된다면 그것은 당신에게 정말로 좋은 일인가?
이 질문을 떠올리니 어렸을 때 들었던 이야기가 생각난다.

어떤 마을에 나무 한 그루가 있었다. 모습은 다른 나무들과 다를 게 없었지만 사실은 소원을 들어주는 특별한 나무였다. 그 나무 아래 앉아서 자기가 원하는 것을 말하거나 생각하기만 해도 소원이 이루어졌던 것이다.

어느 날, 목이 마르고 배가 고픈 나그네가 그 나무 그늘 아래 앉게 되었다. 나무가 소원을 들어준다는 사실을 알지 못했던 나그네는 갈증을 달래기 위해 물 한 잔만 먹고 싶다고 생각했다. 스스로 자신의 그런 생각을 알아차리기도 전에, 난데없이 깨끗하고 시원한 물 한 잔이 나그네 앞에 나타났다. 나그네는 너무나 목이 말랐기 때문에 어떻게 된 일인지 생각해보지도 않고 단숨에 물을 들이켰다.

갈증이 가시자, 이번에는 배고픔이 밀려왔다. 그래서 나그네는 자신도 모르는 사이에 따뜻한 밥 한 그릇만 먹을 수 있으면 얼마나 좋을까 생각했다. 나그네가 밥 생각을 하자마자, 그 앞에 진수성찬이 한 상 차려졌다. 물론 나그네는 깜짝 놀랐지만 음식을 게걸스럽게 먹기 시작했다.

상에 차려진 음식을 모두 해치웠을 무렵, 나그네는 진짜 놀라기 시작했다. 대체 이게 무슨 일이란 말인가! 어떻게 이런 일이 있을 수 있단 말인가! '귀신이 나를 놀리는 건 아닐까?' 하고 나그네는 생각했다. 그 다음에 무슨 일이 일어났는지 짐작할 것이다. 물론 귀신이 나타나서 나그네의 두려운 마음이 상상한 대로 나그네를 무섭게 노려보았다. 가엾은 나그네는 "너무 무서워, 이 귀신이 날 죽일 것 같아!"라고 중얼거렸다. 이야기의 끝은 당신이 생각하는 그대로다.

그렇다면, '생각이 현실이 된다'는 것은 당신이 자신의 생각을 자각할 수 있고, 자신이 의도한 대로 생각할 수 있을 때라야 당신에게 좋은 일이 될 수 있다. 이는 '계속 흘러가는 생각들 중에서 자신이 진정으로 원하고 집중할 만한 가치가 있다고 느끼는 생각들을 선택할 수 있어야 한다는 뜻이다. 그렇지 않고 위의 이야기처럼 모든 생각이 자동적으로 현실화되어 버린다면 당신은 그 상황을 감당할 수 없을 것이다.

마음을 읽을 수 있는 기계가 있다고 상상해보자. 이 기계는 당신의 생각이나 심상을 영화처럼 즉각적으로 소리와 영상으로 표현하고, 그래서 주위 사람들이 당신의 마음속에 있는 생각들을 모두 보거나 들을 수 있다. 이런 상태에서 과연 당신은 마음이 편할까? 주위의 다른 사람들이 어떻게 생각하겠는가? 아마 사람들은 당신이 미쳤다고 생각할 것이다!

우리 마음속에서는 수없이 많은 거친 생각들이 마구 뛰어다닌다. 우리의 상상력이 만들어낸 공상과학영화나 만화, 비디오 게임 등을 보라. 다른 운전자나 성가신 영업사원, 못마땅한 정치가 등

많은 사람들에게 마음속으로 퍼붓는 험한 말들은 말할 것도 없고, 마음속으로 우리는 전 세계의 인류를 수백 번 멸종시켰고, 지구를 없애버렸으며, 은하계를 부셔버렸다!

'생각이 현실이 된다'는 말이 좋을 수는 있지만, 거기에는 우리가 감당할 수 없는 엄청난 위험이 존재할 수 있다는 것에 동의하는가? '나의 생각을 모두 현실로 만들 수 있는 힘을 주세요!'라고 우주에 부탁하기 전에, 당신은 먼저 자신의 생각을 더 자각하고 더 알아차리도록 스스로를 훈련해야 하며, 모두를 이롭게 하는 데 이 힘을 사용할 수 있도록 폭 넓고 지혜롭게 생각할 수 있어야 하지 않을까.

당신은 정말로 관찰하고 있는가?

과학자들이 미세한 양자 입자를 관찰하는 집중의 정도를 생각해 보자. 과학 뉴스나 보고서 등을 보면 양자의 관찰 과정을 알 수 있다. 입자가속기는 직경이 몇 킬로미터나 되고, 이 장비들을 가동하는 데 엄청난 양의 에너지를 사용하며, 수천 명의 과학자가 연구에 참여하고……. 대단히 미세하고 민감해서 관찰 과정의 다른 요인과 조건이 조금만 변해도 물리적 상태가 변할 수 있는 작디 작은 미립자를 관찰하기 위해 우리가 쏟아붓는 집중과 강도가 이 정도다. 모든 양자적 사건이 그 정도 강도의 관찰이 필요하다는 의미는 아니다. 하지만 적어도 일관된 관찰에는 관찰 대상의 물리적 상태를 유지하는 효과가 있다고 알려져 있다. 그런데 당신이 변화시키고자 하는 것들이 이러한 미립자보다 훨씬 큰 대상이라는 것을 전제로 할 때, 그러한 대상들을 관찰하는 데 당신은 실제로 얼마나 오랫동안 관찰을 유지하며, 관찰 대상에 얼마나 많은 정신력을 집중하는가?

여기 한 단락을 읽는 동안에도 얼마나 많은 생각이 마음속을 지나갔는가? 불교계의 어느 스승은 한순간에도 마음속에서 3천 가지의 생각들이 지나간다고 했다. 이를 두고 대단한 다중처리 능력이라 말하고 싶은 사람들도 있겠지만, 인간의 뇌는 다중처리방식을 쓰지 않는다고 이미 확인되었다. 인간의 뇌는 한 번에 한 가지에만 집중할 수 있다. 다중처리 작업으로 보이는 것은 사실 의식을 한 대상에서 다른 대상으로 재빠르게 이동하는 것이다. 어느 분야를 막론하고 한 가지 직업에 헌신해본 사람이라면, 본인이 생산하는 상품과 제공하는 서비스의 질을 결정하는 데 주의를 한 곳에 집중하는 일이 얼마나 중요한지 안다.

그러므로 우리의 관찰이 원하는 결과를 가져오지 못한다고 불평하기에 앞서, '나는 진실로 관찰하고 있는가'라고 자문해볼 필요가 있다. 자신이 실제로는 관찰하고 있지 않다는 사실을 발견했다면, 제일 먼저 해야 할 일은 의식을 '지금'으로 되돌려서 현재의 순간에 집중하는 일이다.

의식과 자각과
집중의 차이

관찰은 그냥 보는 것이 아니다. 관찰은 주의 깊게 지켜보는 것이다. 의식과 자각과 집중이 혼용되어 쓰이는 경우가 종종 있는데, 이들 셋의 차이를 구별해볼 필요가 있다. 의식은 우리가 살아있고 지각이 있다는 사실을 스스로 인지하는 우리의 모든 경험의 바탕이다. 현대 물리학의 발견 덕분에 우리는 의식이 현실에 깊이 관계되어 있으며, 우주에서 모든 물리적 실체가 현상으로 나타나도록 하는 데 필수불가결한 요소임을 알게 되었다. 달리 말해서, 의식은 신경의 상호작용에 따라 나타나는 현상으로 개인의 뇌에 한정된 것이 아니라, 의식에는 자연계에 있는 사물의 상태를 변화시킬 수 있는 능력이 있다. 이러한 현대 물리학의 발견은 의식 속에 에너지와 같은 속성이 있음을 말해준다. 앞 장에서 설명했듯이, 이런 사실은 선도문화의 전통에서 실체를 보는 시각과 일치한다.

인간의 인지 경험 내에서, 의식이 인지될 때 의식은 자각 혹은 깨어난 의식이 된다. 우리에게는 지각 있는 존재라는 우리 본성의 일부로서 의식이 있지만, 그렇다고 매순간 우리가 깨어있는 의식 상태에 있는 것은 아니다. 우리는 오직 인간만이 가지고 있다고 여겨지는 자기 조회 능력을 통해 스스로의 의식을 의식함으로써 자각상태가 된다. 자각상태는 의식의 감각질이다. 다른 감각질처럼,

자각상태는 개념이나 의미를 이해해서는 알 수 없다. 당신이 자각상태에 있을 때에만 자각상태가 무엇인지 알 수 있다. 자각은 지금 이 순간 속에서 자신의 존재를 인식하는 것이다.

순수 상태의 자각은 장소에 구애받지 않는다. 자각에는 초점도 없고 경계도 없다. 자각이 특정한 방향성을 가질 때 '집중'이 된다. 자각이 집중으로 바뀌면, 방향성이 생기고 초점을 갖게 된다. 이런 특징 때문에 집중에는 에너지를 일정한 방향으로 흐르게 하는 힘이 있다.

아주 간단한 사례는 집중의 힘으로 피부의 체온을 높이는 것이다. 손바닥에 계속 집중하고 있으면, 손바닥의 체온이 올라가는 것을 경험할 수 있다. 계속 한 곳에 집중하면 해당 부위에 혈류가 증가하고 에너지 순환이 활발해져서 체온이 올라간다. 고도로 훈련된 명상가들은 영하의 날씨에도 몸에 땀이 날 정도로, 체온을 따뜻하게 유지할 수 있다고 한다. 집중력이 어떻게 에너지를 만들어 특정 부위로 보내는지를 보여주는 사례라고 하겠다. 좀더 일반적으로 말하면, 우리는 '액션'을 하는 데 집중을 사용한다. 그것이 우리가 액션을 위해 에너지를 사용하는 방식이다. 집중이 가장 분명하게 드러나는 것은 목적을 가진 액션을 통해서다.

올림픽에 출전한 여궁사를 생각해보자. 경기에서 승리하려면 당연히 여궁사는 살아 있고 지각 있는 인간이어야 한다. 그러므로 여궁사에게는 의식이 있다. 경기에 앞서, 그녀의 의식 속에서는 흥분과 기대, 불안, 걱정, 고통스러웠던 훈련에 대한 기억 등등 수많은 생각들이 오고간다. 여궁사는 '지금' 순간에 있지 않기 때문에 자각 상태에 있는 것이 아니다.

그러나 양궁장에 들어서는 순간, 그녀는 호흡을 느끼기 시작하고, 호흡은 지금 이순간에 일어나는 것이기 때문에 호흡을 느낌으로써 의식이 지금 이 순간에 머물게 된다. 호흡을 느낄 때 비로소 여궁사는 자각상태가 된다. 여궁사는 자신과 바람, 햇빛, 다른 선수와 관객 등을 자각한다.

자신의 차례가 돌아오면 과녁에 초점을 맞춘다. 이 순간 그녀는 과녁 외에는 아무것도 자각하지 않는다. 이 상태에서 자각은 집중이 된다. 그녀의 집중은 활시위에서 화살을 놓을 때 절정에 이른다. 화살에는 근육의 힘이 실려 있을 뿐 아니라, 더 중요한 집중의 힘이 실려 있다. 화살이 과녁의 중앙을 맞힐 때 집중의 힘은 물리적 실체로 드러난다.

액션이 없으면 창조도 없다

생각이 현실이 된다? 옳다. 하지만 그런 분석은 완전하지 않기 때문에 오해를 일으키기 십상이다. 마음속으로 하나의 생각을 하기만 하면 이를 현실로 만들 수 있다는 그릇된 인상을 심어주기 때문이다. 이 분석을 완전하게 하려면 두 개의 낱말을 덧붙일 필요가 있다. 즉 생각은 '에너지를 통해' 현실이 된다는 것이다.

에너지를 사용하는 첫 번째 단계는 생각이나 이미지를 만들어서 거기에 초점을 맞추기 위해 의식적으로 에너지를 사용하는 것이다. 이것은 집중을 뜻한다. 그밖에 당신은 또 어떤 방식으로 에너지를 사용하는가? 에너지를 사용하는 가장 명확한 방법은 무엇인가? 자신이 진짜 원하는 것이 있을 때 당신은 어떻게 하는가? 그냥 죽치고 앉아서 마음속에 떠오른 이미지를 계속 유지하기 위해 에너지를 쓰고 있지는 않을 것이다. 말할 것도 없이 당신은 벌떡 일어나서 무언가를 할 것이다!

육체적이든, 정신적이든, 영적이든 우리는 액션을 통해 에너지를 사용한다. 액션은 저절로 일어나거나 우발적으로 하는 행동이 아니다. 액션은 목적을 갖고 대상에 집중해서 하는 것이다. 당신이 무언가를 진정으로 원한다면, 액션을 통해서 그 대상에 가능한 한 많은 에너지를 사용할 것이다. 간단히 말해서, 생각은 액션을 통해서 현실이 된다. 생활의 변화를 창조하는 가장 강력한 도구는 집중과 액션이다. 액션이 없으면 창조도 없다.

창조적 관찰자 되기

의식적인 마음의 관찰에는 변화를 창조

하는 능력이 있다. 우리 모두에게는 이런 능력이 있다. 따라서 이런 힘이 있다는 것은 별로 중요하지 않다. 이 힘을 사용하느냐, 사용하지 않느냐가 관건이다. 명확하게 구분하기 위해, 나는 이 힘을 사용하는 마음을 '창조적 관찰자'라고 부른다.

의식이 인간의 뇌 속에 한정되어 있는 것처럼 보이지는 않지만, 어쨌거나 우리는 뇌를 통해서 의식을 경험한다. 의식이 집중으로 변형되는 것은 뇌를 통해서 이루어진다. 생각을 액션으로 실행하는 것도 뇌가 처리한다. 뇌는 창조적 관찰자가 거주하는 자리인 것이다.

당신의 내면에 있는 창조적 관찰자가 얼마나 강력하고 효과적으로 일을 수행하느냐는 뇌의 여러 기능과 부위가 얼마나 통합적으로 잘 연결되어 있느냐에 달려 있다. 예를 들어, 당신은 생각을 조절할 수 있는가, 아니면 무질서하고 미친 생각들이 제멋대로 끊임없이 떠오르는가? 감정은 당신을 지원하는가, 아니면 방해하는가? 의도가 곧바로 실행으로 옮겨지는가, 아니면 선택한 뒤에도 여전히 의도를 붙들고 씨름하는가?

불안정한 집중, 낮은 수준의 활력, 부정적 감정, 강박적이고 부정적인 사고 패턴……. 이것들이 창조적 관찰자의 힘을 제대로 쓰지 못하게 한다. 창조적 관찰자가 최대의 능력을 사용하도록 도우려면 뇌를 재훈련시켜야 한다.

뇌를 재훈련시키는 방법

우리가 뇌를 재훈련시킬 수 있는 것은 뇌의 신경세포망이 경험과 지각, 사고, 감정 등에 따라 변화할 수 있기 때문이다. 뇌가 경험과 활동에 반응해 변화하는 능력을 '신경가소성'이라고 한다. 우리가 자신의 뇌를 변화시킬 수 있다는 사실은 대단히 유용하고 희망적인 정보다.

하버드대 출신의 신경해부학자인 질 볼트 테일러Jill Bolte Taylor는 자신의 책《긍정의 뇌 – 하버드대 뇌과학자의 뇌졸중 체험기(My Stroke of InsightP : A Brain Scientist's Personal Journey)》에서 "다른 세포와의 연결을 이동시키고 변화시키는 뇌세포의 신경가소성 덕분에 당신과 나는 땅 위를 걸으며 유연하게 생각할 수 있고, 환경에 적응할 수 있으며, 당신이 어떤 방식으로 어떤 사람이 되고 싶은지를 선택할 수 있다"고 지적했다.

테일러 박사의 이야기를 좀더 옮겨보자. "나는 마음속의 정원을, 우주가 평생 돌보라고 내게 맡긴 작고도 신성한 땅으로 여긴다. 나는 나의 마음을 돌보는 책임을 맡았으므로, 키우고 싶은 뇌회로는 보살피고 그렇지 않은 뇌회로는 의식적으로 잘라낸다." 내면의 정원을 의식적으로 돌보는 일은 자신이 정원사임을 깨달을 때부터 시작된다. 자신의 정원을 어떤 모습으로 꾸밀지 청사진이 있을 때 정원 가꾸기는 더 재미있고 더 보람 있는 일이 될 것이다.

좀더 창조적이고 평화롭고 생산적으로 뇌를 재훈련할 수 있도록 다음 다섯 단계를 제시한다.

1. 뇌의 감각을 깨워라

새로운 경험에 마음의 문을 열어라. 삶에는 지금까지 알게 된 것보다 더 많은 것들이 있다. 몸과 마음에서 일어나는 미묘한 움직임과 변화를 알아차릴 수 있는 감각을 일깨우고 향상시켜라. 이런 감각은 수영을 배울 때 부력을 느끼는 것이나, 운전을 배울 때 손발로 차의 반응을 느끼는 것에 비유할 수 있다. 새로운 느낌, 새롭고 친숙하지 않은 감각적 입력을 경험할 때 뇌의 새로운 영역은 깨어난다. 이런 지각에 집중하면 잠자고 있던 뇌의 영역이 활력을 띠며 활성화되기 시작한다.

2. 뇌를 유연화하라

안주安住의 지대에서 과감히 빠져나오라. 사물을 새롭게 보면 새로운 통찰과 창조성이 생겨난다. 물리적으로 사실 뇌는 가장 유연한 기관이다. 뇌에는 뼈나 근육이 전혀 없다. 그래서 뇌는 일견 부드러운 것 같지만, '고정화된' 습관과 신념 때문에 가장 저항력이 강한 기관이다. 습관과 신념은 뇌 속에 신경회로의 형태로 존재하고, 이 회로들은 반복해서 사용할수록 더 견고해진다.

뇌가 자신을 지속적으로 재생하고 새로운 신경 연결망을 생성하는 능력인 신경가소성은 이제 논란의 여지 없이 알려진 사실이다. 이것은 우리가 언제나 새로운 것을 배우고, 사고와 행동의 낡은 패턴을 변화시킬 수 있다는 뜻이다. '뇌유연화하기'는 뇌 회로를 자극해 유연하게 만들고, 습관적인 안주의 지대를 벗어나 새로운 행동을 시도하게 하는 과정이다. 이 과정을 통해 좀더 유연한 자세를 갖게 되고, 좀더 창의적으로 도전에 대처할 수 있게 된다.

3. 뇌를 정화하라

영점을 회복하라. 당신을 무겁게 하는 무엇이 당신의 저울 위에 올려져 있는가? 저울이 영점에 조율되어 있지 않은데, 어떻게 바른 결정을 할 수 있겠는가? 뇌 속에 있는 정보를 재평가하라. 우리 모두는 뇌 속에 엄청난 양의 정보를 쌓아두고 있다. 쉽게 검색할 수 있는 정보가 있는가 하면, 무의식에 깊이 저장된 정보도 있다. 습관이나 신념을 담고 있는 회로는 아주 많이 이용한 고속도로와 같아서 변화시키기가 어렵다. 중요한 것은 정보는 정보일 뿐, 실체가 아니라는 점이다. 정보는 사람들이 쓰기 위해 존재한다. 당연히 정보는 사용의 주체가 아니다. 이를 깨달을 때 '뇌 정화하기'가 시작된다. 뇌 정화하기에서는 정보는 사용 가능한 자원으로 제자리에 돌려놓고, 의식은 정보에 오염되지 않은 순수한 자연의 상태로 회복시킨다. 이 과정을 통해 몸과 뇌는 자연스러운 균형을 회복하고, 그 결과로 자연치유가 일어난다.

4. 뇌 기능을 통합하라

뇌 운영체제의 핵심은 자신이 추구하는 1차적 가치다. 당신에게는 최우선하는 1차적 가치가 있는가? 그렇다면 당신은 그 가치에 따라 사는가? 당신의 삶은 그 가치를 증거하는가? 당신이 하겠다고 말한 것을 실행에 옮겨서 뇌의 신뢰를 쌓으라. 그러면 뇌는 당신을 위해 완전한 서비스를 제공할 것이고, 당신은 상상과 의도, 감정, 소망 등의 뇌 기능을 통합적인 방식으로 사용할 수 있게 된다. 각각의 기능들이 서로 다른 방향으로 가지 않고, 하나의 목표를 향해 협력하게 될 것이다. 이런 방식으로 우리는 뇌를 가장 효율적으로 사용하고 마음과 의식의 진정한 힘을 활용할 수 있다.

5. 뇌의 주인으로 뇌를 사용하라

뇌의 기능을 통합적으로 사용할 수 있을 때, 우리는 모두를 이롭게 하는 큰 목적을 위해 뇌와 의식의 힘을 사용할 수 있다. 그런 목적을 위해 살 때, 우리는 자신의 실체와 뇌의 잠재력을 모두 실현할 수 있다. 마지막 단계는 뇌 훈련의 과정이 아니다. 마지막 단계는 생활이다. 자기 삶의 주인으로서 그리고 자기 뇌의 주인으로 삶을 실제로 사는 것이다. 이는 상대적이고 외면적인 조건으로 선택하는 삶이 아니라, 자신의 참된 본성으로 선택하는 삶이고, 내적인 갈등 없이 에너지를 온전히 액션에 쏟아 부어서 의도한 대로 결과를 창조하는 삶이다. 이는 가장 깊고 위대한 의미에서의 창조적이고 생산적인 삶이다.

명상의 힘

당신은 진지한 명상가일 수도 있고, 초심자일 수도 있다. 아니면 그저 명상에 대해 들어본 정도일 수도 있고, 명상을 해보면 좋겠다고 생각했을 수도 있다. 의식적으로 명상수련을 하든 그렇지 않든, 어느 면에서 우리 모두는 명상가다. 왜냐하면 자기성찰은 의식의 본성에서 오기 때문이다. 분명한 의도와 목적을 가지고 수련하면, 명상은 주의력을 향상시키고, 주의 깊게 생각할 수 있는 능력을 계발시키며, 마음속에 있는 무한한 창조적 잠재력을 사용할 수 있는 강력한 방법이 된다.

의식적인 마음은 내면이나 외부의 자극(생각이나 감각적 인식)에 방해받지 않으면 자신을 비추어 자신을 자각하게 된다. 의식이 자신의 본성을 자각하게 되는 것이다. 그렇게 되면 보통 마음의 능력이 확장되어, 사물을 새로운 시각으로 보고 새로운 의문을 제기할 수 있게 된다.

분주한 일상생활 속에서도 이런 내면의 침묵을 경험해본 적이 있을 것이다. 난데없이 상황이 뚝 끊기고 내면에 고요가 찾아온다. 그러면 자신에게 이렇게 묻는다. "이게 뭐지? 내 인생이 어떻게 흘러가고 있는 거지? 내가 왜 이 일을 하지? 이게 정말 내 인생에서 중요할까?" 하지만 대개 이런 질문을 오래 끌고 가지는 않는다. 우리는 질문하기를 그치고, 다시 놓았던 일손을 잡으며, 이번에는 약간 다른 어조로 "내가 무슨 잠꼬대 같은 생각을 하는 거야"라고 중얼거린다.

 조용히 생각할 시간이 생기면 당신은 이 질문들을 다시 해보게 될지도 모른다. 그러면 때로 자신과 인생에 대한 의미 있는 통찰을 얻을 수 있다. 비록 촛불을 켜고 향을 피우고 반가부좌로 앉지는 않더라도, 앞에서처럼 자신을 성찰하면서 근원적인 질문을 하는 것만으로도 강력한 명상이 될 수 있다.

 좀더 진지한 명상을 원하는 독자를 위해 모든 종류의 명상에 적용할 수 있는 명상의 조건을 아래에 소개한다.

마음을 고요히 하라

마음을 가라앉히고 혼란스러운 생각과 감정을 비워라. 손바닥이나 신체 내부, 주변 등의 어느 한 곳에 기운을 모으면 마음이 가라앉을 것이다.

 지금 마음속에 무엇이 있는가? 고요하고 평화로운가, 아니면 분주한 생각과 스트레스를 주는 감정으로 복잡하고 어지러운가? 혹은 지금 일어나고 있는 일을 자각하고 있는가? 이런 마음을 바라보면, 수많은 정보들이 마음속을 돌아다니며 지금 느끼고 있는 것에 영향을 줄 뿐 아니라 미래에 어떻게 살 것인가에 영향을 끼치고 있음을 발견하게 된다. 이러한 정보의 조각과 감정의 격류가 당신이 세상을 바라보는 방식을 형성하고, 삶의 도전과 기회에 당신이 반응하는 방식을 형성한다. 마음속에서 일어나는 것들을 좀더 잘 조절하고 싶지 않은가? 마음이 평화롭고 호흡이 편안해지기를 바라지 않는가? 마음을 비우고 새로운 시각으로 사물을 바라보고 싶지 않은가? 그렇다면 명상이 답이다.

명상은 어떻게 하는가? 명상은 지금 이순간에 온전히 머무는 것에서부터 시작한다. 명상은 과거나 미래를 생각하는 것이 아니다. 일반적으로 우리의 마음은 부정적이든 긍정적이든 수많은 생각들로 가득하다. 대부분의 생각은 과거나 미래에 대한 것이다. 우리의 생각이 과거에 머물고 부정적일 때 그것을 후회라 하고, 긍정적일 때 추억이라고 한다. 우리의 생각이 미래에 머물고 부정적일 때를 걱정이라 하고, 긍정적일 때를 희망이라고 한다.

마음은 이 네 공간을 쉼없이 뛰어다니지만, '지금'이라는 중심에는 거의 머무르지 않는다. 마음이 이 네 가지 생각에 빠져 있지 않은 순간이 있는가? 밤에 잠잘 때 당신의 마음은 고요한가? 잠잘 때조차도 당신의 꿈은 이 네 가지 생각들로 뒤섞여 있다.

자신의 삶이 바라던 대로 가고 있지 않다고 생각된다면, 뭔가를 놓치고 있다는 느낌이 든다면, 길을 잃고 헤매고 있다고 생각된다면 그때가 잠시 멈춰 서서 안팎에서 일어나는 것을 바라볼 시간이다. 명상은 바로 그런 때를 위한 것이다. 명상은 전적으로 현재에 온전히 존재하는 것에서부터 시작한다.

지금 이 순간에 머무는 데는 아무런 생각도 필요 없다. 당신은 그냥 존재할 수 있다. 지금 여기에 존재하기 위해서 당신에게 필요한 것은 호흡뿐이다. 그렇지 않은가? 문자 그대로 호흡만 있으면 된다. 당신이 호흡을 느낄 때 마음은 어디에 있다고 생각하는가?

마음은 몸과 함께 있다. 당신이 호흡을 느끼는 순간, 호흡이 느려지고 깊어지는 것을 볼 수 있다. 호흡이 느려지고 깊어지면 마음은 가라앉는다.

이제 중요한 것을 설명하겠다. 호흡을 수련하지 않은 사람에게 '깊은 호흡'을 하라고 하면, 보통 의사가 가슴에 청진기를 대고 숨을 깊게 들이마시라고 할 때처럼 가슴을 펴고 폐 속으로 많은 숨을 들이쉬라는 것으로 생각한다. 그러나 명상을 할 때는 이런 방법을 권하지 않는다. 깊은 호흡을 위해 가슴을 확장하면 고요한 내면의 균형이 깨져 마음을 가라앉히는 명상에 도움이 되지 않기 때문이다.

명상이 깊어지면 호흡은 깊어지는 게 아니라, 자연스럽게 부드러워진다. 그와 동시에 신체 내에서 호흡의 위치가 깊어진다. 수련자는 가슴호흡으로 명상을 시작하지만, 명상이 깊어지기 시작하면 호흡은 하복부를 향해 아래쪽으로 내려간다. 이런 식으로 호흡은 실제로 부드럽고 고요해진다. 명상을 수련하면 할수록 호흡은 더 깊은 차원으로까지 내려간다.

호흡이 더 깊은 차원으로 내려감에 따라, 횡격막을 사용해 더 완전한 호흡을 할 수 있다. 그러면 가슴호흡으로 내면을 교란시키지 않으면서도 총 폐활량이 늘어나게 된다. 따라서 호흡은 여러가지 의미에서 계속 깊어진다.

호흡이 느리고 깊어질 때 그리고 마음이 고요할 때, 손을 들어서 손바닥에 집중하면 몸과 마음을 연결하는 미묘한 에너지를 느끼기 시작한다. 이 섬세한 에너지가 생명전자다.

손바닥과 손바닥을 마주보게 한 상태에서 에너지를 느껴본다. 양 손바닥을 서서히 벌린 다음, 아주 느리게 양 손바닥 사이를 좁힌다. 양 손바닥에서 에너지가 느껴지면, 이 에너지와 당신의 실체가 하나이고 동일한 에너지 – 의식임을 기억하라. 가장 근본적인 수준에서 우주 전체는 같은 에너지 – 의식으로 이뤄져 있다. 생명전자를 통해 모두는 하나가 된다.

몸과 마음과 에너지가 하나로 통합되면 당신은 더 이상 분리된 개체가 아니라 전체가 된다. 이와 함께 당신은 단순히 이름이나 직업, 직책, 기억, 생각, 감정으로 존재하는 것이 아니라 자신의 실체가 된다. 당신은 자신의 전체성 속에 존재한다.

양손을 무릎 위에 내려놓고, 심호흡을 하면서 주의를 하복부로 가져간다. 명상수련을 마친 뒤에도 손바닥과 온몸에서 기감을 느껴보라. 느낌이 어떤가? 마음은 어떤가? 빛과 에너지로 넘쳐흐르는 평화로운 내면의 공간이 느껴지는가?

이는 단순하면서도 강력한 에너지 명상의 기법이다. 이 기법을 '지감止感'이라고 한다. '지감'에서 '지'는 멈춤을, '감'은 감각이나 감정을 뜻하는 것으로 지감은 '감정을 그치기, 마음을 고요하게 하기'라는 뜻이 된다.

호흡을 조율하라

호흡은 생명 리듬의 일차적인 표현이다. 호흡을 자각하며 자연스럽게 호흡하라. 이 기법은 당신을 위대한 생명의 흐름, 참된 본성과 하나가 되는 길로 인도한다.

심장박동과 혈압, 체온, 발한發汗, 호흡, 이 모두는 자율신경계가 조절하는 주요 기능들이다. '자율自律'이라는 말은 '스스로 조절한다'는 뜻이다. 그래서 우리는 이 기능들에 특별한 주의를 기울일 필요도 없고, 의도적으로 조절하려고 애쓸 필요도 없다. 만약 심장박동이 의식적으로 관리해야 하는 것이라면, 그래서 심장이 멈추지 않도록 하기 위해 계속 심장을 생각해야 한다면, 일상생활에서 무슨 다른 일을 할 수 있겠는가? 고맙게도 이들은 모두 자율적으로 기능하기 때문에 따로 주의를 기울일 필요가 없다.

앞서 이야기한 자율신경계가 조절하는 여러 기능들 중에서 한 기능이 나머지 기능과 다르다면, 그것은 무엇이고 왜 그렇다고 생각하는가?

그렇다, 호흡이다. 왜 그럴까? 호흡은 의도적으로 조절할 수 있기 때문이다. 호흡은 자율적으로 기능하지만 동시에 우리가 조절할 수도 있다. 체온과 같은 다른 기능은 어떤가? 체온 조절을 중요하게 여겨서 엄청난 시간을 투자해 수련하면 체온을 조절할 수 있을지도 모르겠다. 하지만 그것보다는 옷을 입고 벗는 방법을 배우거나 온도 조절장치를 조절하는 법을 배우는 것이 더 현명하다.

호흡은 인체 내부의 생리적 상태를 반영하지만 동시에 그 생리 상태에 영향을 미칠 수도 있다. 이런 근거로 호흡을 생각, 감정, 에너지를 관리하는 강력한 도구로 사용할 수 있는 가능성이 생긴다.

호흡은 자율신경계의 균형에 영향을 준다. 자율신경계에는 교감신경과 부교감신경이 있다. 자율신경계는 이 교감신경과 부교감신경의 상호작용으로 유지된다. 간단히 말해서 교감신경은 당신을 흥분시키고, 부교감신경은 가라앉힌다. 이들이 어떻게 기능하는지 알아보려면, 검지와 중지를 손목에 대고 맥박을 느껴보거나 손가락을 턱 밑의 목 부위에 대보면 된다. 호흡을 편하게 하면서 들이쉬고 내쉴 때 맥박이 어떻게 달라지는지 살펴본다. 호흡을 몇 번 해보면 들숨에서 맥박이 빨라지고 날숨에서 느려지는 것을 알 수 있다. 심장박동의 증가는 교감신경의 우세를, 심장박동의 감소는 부교감신경의 우세를 의미한다. 이와 같이 호흡은 자율신경계에 직접적으로 영향을 준다.

자율신경계는 '휴식과 소화'의 시간과 '긴장과 액션'의 시간을 오가며 자연스럽게 균형을 유지한다. 그러나 수많은 스트레스와 자극이 넘쳐나는 정신없는 생활 속에서 자율신경계는 대개 그 균형을 상실한다. 교감신경은 지나치게 활성화되고 부교감신경은 지나치게 저하되어 있는 것이다. 이미 짐작했겠지만, 호흡이 자율신경계를 적당한 균형 상태로 회복시킬 수 있는 강력한 수단이 될 수 있다.

호흡의 빈도는 교감신경의 우세에 영향을 미치고, 호흡의 깊이는 부교감신경의 우세에 영향을 미친다. 따라서 자율신경계의 균형을 회복하는 가장 효과적인 방법은 호흡을 천천히 그리고 깊이 하는 것이다. 호흡을 천천히 하면 지나치게 흥분한 교감신경계가 진정되고, 호흡을 깊이 하면 피로한 부교감신경계가 힘을 받는다. 호흡의 1사이클은 들숨, 정지, 날숨, 정지 등 네 가지로 이뤄진다.

성인의 경우, 휴식할 때 최적의 호흡 리듬은 12초에 1사이클을 하는 것이다. 그러면 1분에 5사이클을 하게 된다. 이런 속도로 호흡하면 심폐의 효율성은 극대화된다. 분당 7~10사이클을 하면 약간 흥분한 상태다. 분당 10~20사이클을 하는 호흡은 중간 수준의 스트레스 상태를 가리킨다. 분당 20사이클이 넘는 호흡은 상당히 많은 스트레스를 받고 있다는 뜻이다. 물론 이런 일반적인 규칙에도 예외는 있다. 그렇지만 호흡을 천천히 깊게 하면 모든 사람들이 자율신경계의 균형을 자연스럽고 건강하게 회복할 수 있다.

스트레스를 받을 때는 먼저 스트레스를 알아차리고 인정하라. 그렇게 하면 자동적으로 습관적인 반응을 하지 않고, 스트레스 요인과 당신의 반응 사이에 공간이 생기며, 이 공간을 이용해 다른 선택을 할 수 있다. 자신의 호흡을 의식하고 편안하게 호흡하라. 호흡을 의식하는 순간, 호흡은 자연스럽게 깊어지고 느려진다. 들숨과 날숨 사이의 '정지'에 집중하라. 그렇게 집중하다 보면 내면에서 공간과 평정의 느낌이 올라온다. 그러면 스트레스를 받는 상황에서도 더 나은 선택을 할 수 있는 힘과 여유가 생긴다.

당신의 호흡이 더욱 깊어지고 느려짐에 따라 내면에 있는 공간은 더욱 커져간다. 마침내 공간이 대단히 크게 확장되면, 당신의 모든 생각과 감정은 광대한 내면의 공간 속에서 사소하고 무의미해진다. 이런 식으로 당신은 내면의 평화로움을 얻고 자연스러운 상태(참된 본성)를 회복한다.

 호흡은 에너지의 균형을 잡고 집중력을 향상시키는 가장 자연스럽고 강력한 방법이다. 호흡을 조율하면 언제나 자신 속에서 흐르고 있는, 자연스러운 생명의 리듬과 하나가 될 수 있다. 선도의 전통적인 기氣명상에서는 이를 '조식調息'이라고 한다. '조'는 '조율한다', '식'은 '호흡한다'는 뜻이다.

 다음은 숨에 대한 나의 성찰을 담은 시다.

숨

내가 호흡하는 이 숨은 이제 나의 숨이 아니다
그것은 우주의 숨이며 생명의 숨이다
내 숨은 천지마음의 드넓은 숨결과 하나이며
천지기운의 크나큰 숨결과 함께 굽이친다
여기 풀과 나무와 구름들 그리고 오가는 사람들
우주 만물이 나와 함께 숨쉬고
내 숨에 따라 춤을 춘다
나는 이제 과거의 내가 아니다
숨이 들어올 때 나는 새로운 존재로 탄생하고
숨이 나갈 때 병들고 때묻은 과거의 나는 죽는다

이렇게 나는 숨과 함께

매순간 죽었다가 다시 살아난다

그래서 이제 나는 죽음을 두려워하지 않는다

죽음은 새로운 탄생에 대한

빛나는 약속이기 때문이다

내쉬는 숨을 통해 내가 죽지 않으면

숨이 들어올 때

내가 새로운 존재로 거듭날 수 없음을 나는 안다

들이쉬고 내쉬는 숨을 통해

나는 내 존재를 자각하고 우주의 이치를 깨닫는다

내 숨통이 트일 때 나는 하늘과 하나가 되고

신神과 하나가 된다

원래 하늘과 나, 신과 나는 둘이 아니었다

이 숨 속에 너와 나는 하나이며

새롭게 만나 완성을 이룬다

원래 나는 병들 수 없는 존재이며

시간과 공간을 초월해 있는 존재이다

원래 나는 슬픔도 고통도 없는 존재이며

하늘과 땅과 큰 이치에 따라

홀로 스스로 존재하는 생명이다

숨을 통해 나는 이 모두를 깨닫는다
지금까지 나는 제대로 숨쉬어본 적이 없다
하늘을 숨쉬지 못했고
우주를 숨쉬지 못했으며
천지의 신령스러운 기운을 숨쉬지 못했다
이제 나는 하늘을 숨쉬고 우주를 숨쉬며
천지기운을 숨쉰다
숨과 함께 나는 다시 태어나고
새로운 존재로 탈바꿈한다
숨과 함께 온 우주가 다시 시작되고
새롭게 물결친다

주변 자극에 흔들림 없이 중심으로 들어가라

감각적인 자극에 주의를 빼앗기지 말고 존재의 중심에 머물라. 계속 고요히 머물고, 참된 본성이 드러나 빛나게 하라. 좀더 깊은 명상 상태에 들어갈 수 있도록, 자신을 외부 자극으로부터 격리할 필요가 생길 수도 있다. 좋든 싫든 자극이 있으면 감각이 자극에 반응하고 크고 작은 마음의 동요가 일어나서 당신이 바라는 내면의 고요가 깨지기 때문이다. 이를 '금촉禁觸'이라 한다. '금'은 '피하다'를, '촉'은 '접촉'을 뜻한다. 전통적인 선도 수련에서는 생리적으로 꼭 필요한 최소한의 물건만을 가지고 동굴 속에 들어가 명상을 했다. 마음이 고요해지고 자극의 방해를 받지 않으면 자연스럽게 참된 본성이 빛을 발하고 자신의 실체를 직접 볼 수 있다.

그렇다고 모든 사람이 이런 체험을 해야 한다는 말은 아니다. 당신이 자신의 본성을 보든 보지 않든 본성은 항상 거기에 있다. 그러므로 본성을 보기 위해 다른 데로 갈 필요도 없고, 다른 사람이나 다른 무엇이 될 필요도 없다. 그것이 우리 본성인데, 그것 외에 우리가 다른 무엇이 될 수 있단 말인가? 물론 자신의 실체를 직접 보고, 그 실체가 되는 일은 소중하다. 그러나 아무리 그런 체험이 소중하다 할지라도 체험은 지나가게 되어 있다. 결국 남는 것은 모든 것을 아우르는 하나와 무로써 실체를 인식하는 '큰 이해'다. 모두를 이롭게 하기 위해 모든 것을 내주겠다는 마음이 남는다. 이런 큰 이해와 큰 가슴으로 살 때, 당신은 깨달은 삶을 사는 것이다. 당신은 자신의 체험 수준에 관계없이, 이 큰 이해를 수용하고 그에 따라 살 수 있다. 그것은 무엇보다도 당신의 선택이다. 아무리 오랫동안 수련을 했어도, 아무리 심오한 체험을 했어도 여전히 이 큰 이해를 받아들이고 그대로 사는 것은 선택의 문제다.

이 수련에 대해 또 하나 알아두어야 할 것은 '내면의 고요는 단순히 자신과 외부 자극을 분리하는 일로 얻어지지 않는다'는 점이다. 21일 동안 동굴 속에 들어가 은둔하면 마음이 고요해질까, 아니면 시끄럽고 어지러워질까? 당신의 생각을 말해보라. 명상을 해본 적이 있다면 답을 알 것이다. 그래서 우리는 금촉(접촉을 피함)을 하기 전에, 지감(마음을 고요하게 하기)과 조식(호흡을 조율하기)을 해야 한다. 그렇지 않으면 강한 정신력을 지닌 사람도 내면의 싸움은 감당하기 힘들고, 그 결과는 원하던 바와 정반대가 되기 십상이다. 그래서 전통적인 선도 수련에서는 완전히 깨달은 스승만이 수련자가 준비되었는지를 파악할 수 있고, 수련자에게 금촉 수련으로 들어가라고 이끌어줄 수 있다.

현실적으로, 지금 이 시대에서는 명상을 하기 위해 몇 주 동안 세상을 떠나 있기는 어렵다. 그러므로 대안은 열정, 진실로 타오르는 열정에서 찾아야 한다. 극도로 배고픈 사람은 음식만 생각한다. 진정으로 목이 마른 사람은 물밖에 생각하지 않는다. 이처럼 무언가를 진실로 원해서 초점이 한 점만을 향하고 안정된 상태를 줄곧 유지할 수 있다면 당신은 이미 금촉을 이룬 것이다.

내가 '나는 누구인가?'에 대한 답을 얻기 위해 산에 들어간 것은 동요하지 않는 금촉의 경지를 얻고자 함이 아니었다. 나는 산에 들어가기 전에 이미 금촉의 상태로 살고 있었다. 모든 관심은 '나는 누구인가?'에 맞춰져 있었기 때문에 다른 모든 것은 아무 의미가 없었다. 나는 단지 다른 사람들에게 아무런 구애를 받지 않고 나의 목표를 이루기 위해 모든 노력을 쏟아부을 수 있는 장소가 필요했던 것이다.

이처럼 단 한순간도 잊을 수 없을 만큼 무언가를 간절히 원하고 목표에 계속 집중할 수 있다면 그것이 바로 금촉이다. 어떤 사람들은 돈벌이나 승진에 집착해 세속적인 일에 집중하지만, 영적인 세계에서 참된 금촉수련을 하려면 다음 조건이 필요하다. '당신이 원하는 것은 내면의 위대함과 참된 본성으로 인도할 수 있는 것이라야 한다.' 당신이 원하는 그것은 그 자체로 목적이 되어야 한다. 좀 더 편안한 생활을 하기 위해 돈을 버는 일처럼 무언가를 얻기 위한 수단이 되어서는 안 된다. 편안한 생활을 위해 돈을 버는 경우도 돈이 목적은 아니다. 편안한 생활이 목적이다. 하지만 당신이 단지 좀더 안락한 생활을 하고자 하는 목적을 위해 무엇에도 흔들리지 않을 만큼 불타오르는 열정을 가질 수 있을지는 잘 모르겠다. 그렇기 때문에 자신이 진정으로 원하는 것이 무엇인지 아는 것이 매우 중요하다.

당신이 진정으로 원하는 것은 당신의 실체를 실현하는 것이다. 왜 그런가? 당신의 '진정한 실체'는 무한한 지성과 창조성, 에너지 – 의식, 생명전자이기 때문이다. 이 생명전자가 당신에게 인생의 성취와 완성을 이룰 수 있는 힘과 지혜를 준다.

관조와 창조를 위한 명상

대부분의 사람들은 명상이라고 하면 이완이나 마음의 평화와 연관을 짓는다. 실제로 이것이 많은 사람들이 명상을 찾고, 배우고,

수련하는 구체적인 이유다. 그러나 이완과 마음의 평화를 위해 명상하는 것은 명상을 반쪽만 활용하는 것이다. 다른 반쪽, 어쩌면 더 중요한 측면은 창조를 위해 명상하는 것이다. 둘 사이를 명확히 구분하기 위해, 나는 명상 활용의 두 가지 측면을 각각 '관조적 명상'과 '창조적 명상'이라고 부르고 싶다.

관조적 명상

본질적으로 관조적 명상은 마음을 가라앉히고, 마음을 주의 깊게 지켜보며, 지금 이순간 실제로 무슨 일이 일어나는지를 보는 것이다. 그저 호기심으로 하든, 시간과 에너지를 좀더 의미 있게 쓰고 싶든, 삶을 좀더 제대로 살고 싶든, 혹은 관심의 대상이 무엇이 되었든 실제로 무슨 일이 일어나고 있는지를 바르게 아는 것은 매우 중요하다. 바른 선택을 하려면 정보가 정확해야 하고 안팎으로 일어나는 일을 제대로 알아야 하기 때문에, 이 명상은 일상에서 하는 모든 선택에 특히 도움이 된다. 관조적 명상을 통해 더욱 순수하게 관찰할 수 있고, 현재 일어나고 있는 일에 어떻게 반응할지 통찰을 얻을 수 있다.

수영을 배우려면 물속으로 들어가야 하듯이, 마음을 활용하는 법을 배우려면 마음속으로 들어가야 한다. 그것이 관조적 명상의 목적이다. 꿈꿀 때, 우리는 자신의 의식을 본다. 하지만 꿈은 의지와 무관하고, 대개 우리는 꿈속에서 일어나는 일을 의식적으로 통제할 수 없다. 의식적으로 의식 속으로 들어가는 일은 잠수복과 산소탱크, 마스크, 핀 등의 스쿠버 장비를 착용하고 물속으로 들어가는 것과 같다. 당신은 의식의 호수를 탐색할 수 있고, 혹시 쓰레기가 보이면 치울 수도 있다.

내면의 공간으로 들어갔을 때 가장 의미 있는 것은 당신이 마주치는 심상과 생각 뒤에 있는 공간을 인식하는 것이다. 최종 목표는 자신을 분리된 존재로 인식하지 않고 에너지-의식의 통합 상태에 이르는 것이다. 이런 통합 상태가 참된 통찰과 힐링의 근원이다.

창조적 명상

당신의 마음속에 지금 무엇이 있는가? 눈을 감고 살펴보라. 아무런 생각이나 심상이 없을 때는 마음속에 무엇이 있는가? 아무것도 없다고 말할지 모르겠지만, 사실 그 이면에는 광대한 허공이 무한한 창조의 가능성으로 진동하고 있다. 나는 이를 '브레인 스크린'이라고 부른다.

브레인 스크린은 창조를 위한 공간이다. 바로 이 공간이 에너지-의식의 통합체요 창조의 근원적인 원재료인 생명전자가 작용하는 곳이다. 브레인 스크린에서 당신은 창조주요 브레인 스크린은 창조의 공간이며, 생명전자는 당신이 창조를 위해 사용하는 질료다. 브레인 스크린 속에서 이 셋은 하나다. 눈을 감았을 때 보이는 것은 눈꺼풀의 뒷면만이 아니라 에너지-의식의 광대한 공간이다. 이 공간은 무한한 창조의 가능성으로 진동하고 있다. 이 공간은 비옥한 토지처럼 씨앗이 떨어지기를 기다리고 있다.

에너지 – 의식의 공간은 경계가 없으며 온 우주를 둘러싸고 있다. 당신이 창조를 위해 사용하는 질료는 우주를 구성하고 있는 질료와 같다. 그러므로 당신이 생명전자를 사용하는 것은 온 우주가 이해하고 공명할 수 있는 언어를 사용하는 것이다. 브레인 스크린에서 생명전자로 무언가를 창조할 때, 당신은 자신의 창조적인 의도를 민감하게 반응하는 우주에 방송하는 것이다. 아이디어와 생각과 의도는 창조의 씨앗이고, 집중은 당신이 창조하려는 대상이나 결과에 에너지를 보내는 강력한 도구다. 긍정적인 감정과 열정적인 액션은 창조의 과정에 힘을 보탠다.

다음에 설명할 내용처럼, 당신은 생명전자를 느낄 수 있는 감각을 개발할 수 있다. 미묘한 감각을 이용하면 브레인 스크린에서 생명전자의 흐름을 느끼고 그 방향을 조절할 수 있다. 이는 진흙으로 어떤 형상을 빚을 때 손으로 흙의 느낌을 느끼는 것과 같다. 브레인 스크린에서는 손과 진흙, 형상, 창조하려는 이미지 그리고 그 이미지를 창조하려는 의도가 모두 하나다. 창작 활동을 할 때 예술가와 도구, 재료 등이 하나로 어우러지듯이, 브레인 스크린에서 생명전자로 작업할 때 당신의 의도와 브레인 스크린, 생명전자, 당신의 창조 행위 등은 모두 하나가 되어 협력한다. 모습은 다를지라도 그 본질은 모두 같은 생명전자다.

창조적 명상 속으로 깊이 들어가면 나와 외부세계와의 경계가 사라지는 듯한 느낌이 들 때가 있다. 모든 것이 조화로운 공명 속에서 진행되기 때문이다. 창조적 명상을 해보면 창조의 느낌을 구체적으로 체험할 수 있다.

생명전자와 함께하는 간단한 창조명상

창조적 명상을 수련하는 방법은 다양하다. 여기에서 제시한 흐름은 누구나 쉽게 따라할 수 있는 가장 간단한 방법이다. 처음 두 단계는 몸을 이완하고 마음을 가라앉히는 관조적 명상으로 분류할 수 있다. 이 단계에서 수련을 마쳐도 좋고, 창조적 명상을 하기 위해 다음 단계로 나아가도 좋다. 명상의 과정을 좀더 명확히 이해할 수 있도록 단계별로 설명했지만, 사실 단계와 단계는 선을 긋듯 나뉘지 않는다. 단계들은 모두 단일 흐름의 연장이다. 자, 이제 시작해보자.

1. 편안한 자세를 취하라

앉거나 서거나 편안한 자세를 취하고 머리를 부드럽게 좌우로 흔들기 시작한다. 단전을 가볍게 두드리면서 계속 머리를 흔든다. 이렇게 단순한 동작을 반복하면 목의 긴장이 풀리고 단전이 강화된다. 몸과 뇌가 최적의 상태로 기능할 수 있는 기운의 상태(시원한 머리, 열린 가슴, 따뜻한 복부)가 만들어진다.

2. 호흡을 가라앉혀라

천천히 깊게 호흡을 하면, 마음이 가라앉으면서 몸에 집중하게 된다. 간단히 호흡을 의식하는 것만으로도 마음은 '지금'의 순간에 머물게 된다. 호흡은 항상 '지금'에서만 일어나기 때문이다. 호흡을 세면 도움이 되는데, 호흡을 세려면 자신의 호흡을 자각해야 하기 때문이다. 10번의 호흡을 세면 자연스럽게 호흡이 깊어지고 느려질 것이다. 호흡과 호흡 사이 '정지'의 순간에 존재하는 빈 공간을 느껴보라. 이렇게 하면 이완된 집중 상태에 이르게 되고, 섬세한 에너지의 느낌을 느낄 수 있다.

3. 에너지를 느껴라

양 손바닥을 서로 마주보게 하여 천천히 앞으로 들어올린다. 손바닥에 의식을 모으고 섬세한 에너지의 느낌을 느껴보라. 지금 손바닥에서 느껴지는 것과 당신의 실체가 같은 것(에너지, 생명전자)임을 기억하라. 근원적인 차원에서 온 우주는 같은 에너지 – 의식으로 이뤄져 있다. 이 순수 존재의 차원에서는 모두가 하나다. 팔을 서서히 벌렸다 좁히기를 반복하면서 에너지와 놀아보라. 생명전자가 흐르는 느낌을 손에서 팔로, 다시 온몸으로 확장해보라. 이 흐름과 연결된 느낌을 계속 유지하라.

4. 브레인 스크린을 열어라

손에서 느껴지는 생명전자의 느낌을 유지하고, 양 손바닥을 마주보게 한 채 양손을 이마 높이까지 들어올려라. 태양처럼 밝게 빛나는 생명전자로 이루어진 에너지의 덩어리를 상상해보라. 생명전자 태양에서 나오는 빛과 진동이 뇌 속으로 흐르고, 척추를 타고 내려가 온몸으로 퍼지는 것을 느껴보라. 생명전자 태양을 펼쳐서 스크린으로 만들어라. 그것이 바로 당신의 브레인 스크린이다.

이제 당신은 창조적인 의식의 공간 안에 있다. 브레인 스크린에서 창조하고 싶은 것을 떠올려라. 모든 감각 기능을 동원하라. 당신이 창조하는 것의 소리와 냄새와 촉감을 상상하라. 손에서 느껴지는 에너지의 느낌으로 당신이 창조하고 있는 것을 구체적으로 느껴보라. 진흙이나 반죽을 사용해 물건을 만드는 것과 비슷한 느낌이 들 것이다. 손과 에너지가 서로 어우러져 움직이기 때문에 때로는 둘 사이의 구분이 사라지기도 한다. 모든 것이 조화로운 생명전자의 흐름 속에서 하나가 된다.

예를 들면, 손이 움직이면서 에너지의 흐름을 따라가다 보면, 움직임이 에너지의 또 다른 흐름을 만들어내기도 한다. 그래서 손이 에너지의 흐름을 이끌 때도 있고, 반대로 에너지의 흐름이 손의 움직임을 이끌 때도 있다. 이렇게 역동적으로 주고받는 동안 분리감이 사라지고 창조의 느낌이 좀더 분명해지고 구체화된다.

5. 감사의 기도를 올려라

양손을 가슴 앞으로 가져오라. 당신이 창조한 것에 감사하라. 지금 당신이 가진 모든 것을 어떻게 얻게 되었는지 기억하라. 무언가를 얻는 것은 그 대상을 원하는 것에서 시작했다. 그렇지 않은가? 무언가를 원하는 것은 그 대상을 얻는 과정의 출발점이다.

무언가를 원하는데 아직 얻지 못했다면 스트레스의 원인이 될 수 있다. 그러나 원래 없었던 것을 우리가 어떻게 얻게 되었는지 되새겨보면, 무언가를 얻기 전에 그 대상을 원할 수 있다는 사실에 대해 흥분과 기쁨과 감사함을 느낄 수 있다. 이런 관점에서 본다면 무언가를 원한다는 것, 좀더 구체적으로 말해서 아직 눈앞에 존재하지 않는 무언가를 원할 수 있다는 것은 그 자체로 하나의 선물이다. 이런 이유로 우리는 감사를 드린다.

이것이 생명전자를 이용한 명상의 간단한 흐름이다. 시간은 기껏해야 5~10분 정도이며, 하루에 두세 번 쉽게 수련할 수 있다. 이 방법은 긍정적인 자세로 자신의 목표에 계속 집중하는 데에 도움이 된다. 이렇게 긍정적으로 집중하면, 목표 달성을 위해 자신의 액션을 강화하는 데 도움이 된다. 이렇게 집중과 액션이 일체화되면 일을 더 효과적으로 할 수 있다.

사람들이 좀더 쉽게 생명전자 태양의 모습을 떠올릴 수 있도록 나는 생명전자 태양의 그림을 만들었다. 집중력을 향상시키고, 마음으로 생명전자의 흐름을 조절하는 데에 생명전자 태양의 그림을 활용할 수 있다. 특히 다른 사람에게 생명전자를 보내 그 사람의 문제를 도와주려고 할 때 매우 유용하게 사용할 수 있다.

브레인 스크린과 생명전자를 활용하는 여러가지 방법들이 있다.

생명전자를 활용해 성공과 힐링을 이끌어낸 사례들도 많다. 이 사례들은 내가 이 책에서 이야기하는 것보다 더 감동적이다. 좀더 자세한 아이디어와 정보를 원한다면 www.changeyourenergy.com을 방문해보라[국내 사이트 : 체인지TV(www.changeTV.kr)].

생명전자 명상 응용하기

창조적 명상을 연습하는 가장 강력하고 유익한 방법 중의 하나는 힐링이다. 효과적인 힐링에는 집중과 긍정적인 에너지, 창조적인 시각화가 모두 동원되기 때문이다.

혼자서 할 수도 있고, 다른 사람과 할 수도 있고, 집단으로 할 수도 있다. 명상의 과정은 같다. 유일한 차이는 네 번째 단계인 '브레인 스크린'의 내용이다. 이 단계에서는 힐링이 필요한 사람을 떠올리고 그 사람에게 생명전자를 보낸다. 힐링이 필요한 사람을 앞에 두고 할 수도 있고, 그 사람이 멀리 떨어진 상황에서 할 수도 있다.

집단으로 수련할 경우에는 모든 사람이 빙 둘러앉고 힐링을 받는 사람이 원의 중앙으로 간다. 그런 다음, 자신의 상태와 힐링이 필요한 이유를 설명한다. 다른 모든 사람이 처음 세 단계를 하고 나서, 네 번째 단계에서 원 안에 있는 사람에게 생명전자를 보낸다. 그 사람의 건강 상태나 신체 부위에 대한 상세한 내용을 시각화하는 것도 좋기는 하지만, 꼭 그렇게 해야 하는 것은 아니다. 그러므로 너무 상세한 부분까지 시각화하려고 애쓸 필요는 없다. 그렇게 하기보다는 편안하게 이완하고 힐링해주려는 순수한 의도로 생명전자의 흐름과 연결하라. 힐링을 받는 사람이 밝고 건강하고 행복해진 모습을 떠올리며 수련한다.

원 안에 있든 밖에 있든 상관없이 생명전자를 통해 함께 힐링하는 수련에 참여한 사람들은 힐링과 각성의 놀라운 체험 사례를 전한다. 왜냐하면 이 수련에서는 주는 사람도, 받는 사람도 없기 때문이다. 모든 참가자가 같은 생명전자의 흐름 속에 있으며, 그 속에서 힐링을 받는다.

무엇이 우리를 위대하게 만드는가?

생명전자를 활용해 힐링을 하고 힐링을 받는 수련을 하는 사람들이 자신의 체험에서 얻는 가장 귀중한 발견은 '우리 모두의 내면에 치유의 힘이 있다'는 사실이 아니다. 물론 그것도 소중한 발견이다. 하지만 진정으로 가장 귀중한 발견은 '조건이나 보답에 연연하지 않고 다른 사람을, 나아가 모르는 사람을 이롭게 하려는 자연스러운 의도가 우리에게 있다'는 점이다.

자신 혹은 자기에게 가까운 사람을 치유하고 싶은 마음을 갖는 것은 자연스러운 현상이다. 여기에 위대함은 필요 없다. 동물조차도 그렇게 한다. 아무리 일을 잘 하더라도 그 일이 단지 자신만을 위한 것이라면 그 일을 위대하다고 할 수는 없다. 자신만을 위해 하는 것도 물론 나쁘지 않지만, 진실로 위대하다고는 할 수 없다. 그렇다면 우리를 위대하게 만드는 것은 무엇인가? 이 질문의 답을 찾기 위해 우리 삶에 대한 가장 깊은 열망에 대해 잠깐 동안 성찰해보자.

우리는 삶이 불확실하다는 사실을 안다. 아무것도 영원하지 않다. 그러나 삶이 아무리 불확실하다 해도 예외 없이 100퍼센트 확실한 것이 한 가지 있다. 우리 모두는 죽는다는 사실이다. 우리는 일상생활에서 죽음에 대해 이야기하기를 꺼린다. 하지만 이를 진지하게 성찰하면 좀더 깊은 삶의 의미를 발견할 수 있다.

지금의 육체로 사는 인생이 언젠가는 끝난다는 사실을 진솔하게 마주할 때, 당신은 자신에게 주어진 시간을 어떻게 사용해야 할지 중요한 질문을 던지기 시작한다. 당신은 다른 사람들을 위해 어떤 유산, 어떤 선물을 남기고 싶은가? 생을 마감한 뒤에 당신이 어떤 사람으로 기억되기를 원하는가? 잠시 동안 마음속으로 이 질문을 성찰하고 가슴 가장 깊은 곳에서 우러나오는 소리에 귀를 기울이라.

이 질문과 성찰은 새로운 게 아니다. 많은 프로그램에서 다양한 방식으로 활용했으며, 인간의 행동과 태도를 연구하는 과학적 연구에서도 활용했다. 이 연구에서 일관되게 발견된 것은, 삶의 환경과 경험, 출신 등을 불문하고 거의 모든 사람이 성공한 사람으로 기억되기를 바라는 게 아니라 남을 돕고 세상을 이롭게 했던 사람으로 기억되기를 바란다는 점이다. 나는 이미 모든 사람에게 이런 위대한 마음과 너그러운 가슴이 있음을 믿었지만, 이 연구 결과에 늘 감명받는다. 모든 사람에게는 다른 사람을 도와주고자 하는 깊은 소망이 있다. "이 생을 마무리할 때 나는 어떤 사람으로 기억되고 싶은가?"라는 질문을 진지하게 물었을 때, 사람들은 자신의 가슴속에 있던 그 고귀한 욕구의 목소리를 들을 수 있었던 것이다.

그렇다면 무엇이 우리를 위대하게 만드는가? 무엇이 연약한 육신을 지니고 사는 왜소한 인간을 위대하게 만드는가? '어떤 사람으로 기억되기를 바라는가?'라는 질문에 답하고 함께 힐링하면서 우리는 답을 찾았다고 생각한다. 우리에게는 아무런 보답이나 인정을 바라지 않고 다른 사람을 돕고 세상을 이롭게 하려는 '고귀한 욕구'가 있다. 우리를 위대하게 만드는 것은 지식이나 기술, 돈, 권력 따위가 아니다. 우리를 진정으로 위대하게 만드는 것은 모든 분리를 초월하고 우리의 한계를 넘어서 타인을 포옹하고 온 세상을 껴안으려는 이 고귀한 욕구, 이 거룩한 열정이다. 이런 욕구는 배워야 하는 게 아니다. 이미 우리 안에 있다. 이런 사실을 인정하고 일깨우기만 하면 된다.

뇌의 잠재력
계발하기

우리가 온 세상을 이롭게 하려는 이 고귀한 욕구를 인간이 가진 가장 위대한 성품으로 여긴다면, 나는 오늘날의 교육제도가 잘 이해되지 않는다. 진정 교육은 무엇을 위해 존재하는가? 교육이 인간의 고귀한 성품을 개발하는 데에 어떤 도움을 주고 있는가? 어원으로 보면 '교육'이라는 말은 '무언가를 *끄집어내다*'라는 뜻이다. 교육은, 성장시키고 키우면 사람과 세상을 이롭게 하는 훌륭하고 긍정적이고 창조적인 성품이 인류에게 잠재되어 있다는 믿음을 기반으로 한다. 나는 이것이 교육의 명확한 본질이자 목적이라고 믿는다. 앞에서 우리의 가치와 우선순위를 영점조율하고 재고하고 재평가했던 논의로 되돌아가서, 교육의 일차 목적은 지식과 기술을 전달하려는 노력이 아니라 세상을 이롭게 하는 긍정적 잠재력을 개발하는 것이어야 한다고 제의하고 싶다.

현재 우리의 교육은 이렇게 하고 있는가? 나는 대단히 회의적이다. 나는 두 아들의 아버지로서 두 아들이 건강하고 성숙하고 책임감 있는 성인으로 성장해준 것에 대해 고마움을 느끼고 있다. 두 아들이 어렸을 때 원하는 것을 별로 해주지 못했기 때문에 내 가슴에는 항상 아쉬움이 남아 있다. 고맙게도, 아이들은 아버지가 식구들보다 더 많은 사람들을 돕고자 하는 일에 헌신했음을 그리고 결국에는 내가 한 일이 자신들에게도 이로운 일이었음을 이해해주었다. 감사와 아쉬움이 교차하는 감정으로 나는 자녀를 향한 모든 부모들의 염려에 깊이 공감하며, 가능하다면 다음 세대에게는 가장 훌륭한 교육을 제공하고 싶다.

내면의 위대함을 개발하고, 내면의 절대적인 진실함을 발견하고, 양심의 힘을 회복하고, 홍익의 정신을 일깨우는 일. 나는 이런 일들이 젊은이가 삶의 의미를 발견하고 숨어 있는 열정을 일깨워서 세상과 모든 생명을 위해 좋은 일을 하는 데에 도움이 될 것이라고 오랫동안 믿었다.

나의 믿음에 뜻을 같이하는 사람들을 그다지 많이 만날 수 없었고, 설사 뜻을 같이하는 사람이 나타나도 그 뜻을 실행에 옮기지 않았기에 나는 교육 개혁을 스스로 하기로 결심했다. 그래서 뇌교육의 개념과 원리, 실습 등을 개발했다. 뇌교육 프로그램을 제공하기 시작했고, 대학교를 설립하여 뇌교육을 할 수 있는 지도자와 교사를 양성했다. 거기서 양성된 지도자들은 미국과 일본, 독일, 한국 등지의 많은 학교에서 일하고 있다. 미국에서 뇌교육 프로그램은 거의 350여 개 학교에서 10,000여 명의 교사와 30,000여 명의 학생들에게 제공되었다. UN과의 협력하에 뇌교육 프로그램은 라틴아메리카와 아프리카, 동남아시아 등 많은 개발도상국에서 진행되고 있다. (뇌교육에 대해 자세한 정보를 알고 싶으면 www.ibrea.org를 방문해보라.)

이것이 이야기의 끝이 아니다. 사실 끝이 아니라 시작이다. 많은 학부모와 일반인들이 가정과 사회에서 삶의 질을 향상시키려고 노력한다. 그래서 훌륭한 교육은 우리의 미래요 인류의 희망이라고 믿는다.

최근에 미국 학교들에서 일어난 비극적 폭력 사태를 겪으면서, 많은 전문가들은 추가적인 비극을 예방하려면 젊은이들이 삶의 의미를 발견하게 해주어야 한다고 지적했다. 전적으로 동의한다. 나는 이것이 행정 절차와 규제를 강화하는 것보다 훨씬 더 중요하다고 생각한다. 우리 아이들의 가슴속에는 세상을 이롭게 하려는 꺼지지 않는 열정, 곧 '홍익 정신'이라는 성품이 있기 때문에 우리가 하는 일은 어렵지 않다. 우리는 아이들이 그 성품을 발견할 수 있도록 이끌어주기만 하면 된다. 사람들이 뇌교육의 목적이 무엇이냐고 물으면, 나는 그 고귀한 정신을 일깨우는 것이라고 말할 것이다.

7장

위대한 실험으로의 초대

CHANGE

'안정'이라는 환영

　　　　　　　　　콘크리트 기초 위에 유리와 강철로 지은 고층 빌딩과, 황량한 땅에 천과 막대로 지은 아메리카 원주민의 티피tepee(천막집), 당신은 둘 중 어느 것이 더 안정적으로 보이는가? 십중팔구는 "고층 빌딩이요"라고 대답할 것이다. 어떤 시스템이 에너지와 첨단 기술을 많이 쓰면 쓸수록 그 시스템은 더 강하고 안정적으로 보인다. 하지만 사실은 정반대다. 한 시스템이 많은 에너지를 사용하고 첨단 기술에 의존할수록 그 시스템은 더욱 취약해진다. 그 취약성 때문에 시스템의 안정성이 떨어지고 그 결과로 지속 가능성도 줄어든다. 이 시대, 우리의 생활 시스템은 그런 모양새를 하고 있다. 좀더 구체적으로 설명해보자.

　　모든 전기가 끊긴다면 과연 생활을 제대로 유지할 수 있을까?

며칠이라면 어떻게 생활해볼 수 있을 것이다. 하지만 그 이후에는? 계단을 걸어서 40층 사무실이나 10층 아파트로 올라가고, 열 수 있는 창문도 없는데 에어컨이나 환풍기를 켜서 공기를 순환시킬 수도 없는 빌딩에서 일하고, 손 씻을 물도 없고 화장실 물도 내리지 못한다면 끔찍한 일이다.

2012년 말 미국 동부해안의 일부를 초토화시켰던 초대형 태풍 샌디를 기억해보라. 전기가 나가면 주유펌프가 작동하지 않기 때문에 사람들은 차에 기름을 넣을 수 없다. 자동차 연료가 없으면 걸어서 가기에는 너무 멀어서 마트에 갈 수가 없다. 용케 간다고 하더라도 마트의 식품은 금세 동이 난다. 식품을 배달해야 할 트럭이 움직일 수 없기 때문이다. 전기가 없으니 펌프가 작동하지 않는다. 펌프가 작동하지 않으니 수돗물이 나오지 않는다. 그래서 요리 재료가 모두 있어도 요리를 할 수 없다. 당신은 얼마나 오랫동안 이런 상황을 버틸 수 있을 것 같은가?

그런데도 우리의 문명은 끊임없이 팽창하면서 지구를 점점 더 문명의 영역 안으로 끌어들이고 있다. 우리의 문명은 자신을 유지하고 성장시키기 위해 점점 더 많은 에너지와 자원을 사용하고, 우리를 점점 더 깊이 수렁 속으로 몰아넣는다. 지구가 더 이상 이런 페이스를 지속할 수 없다는 점은 이 문제를 생각하는 우리 모두에게 너무나 명백하다.

없어도 사는 데에 지장이 없는 사치품이 문제가 아니다. 소모적이고 파괴적인 현재의 시스템은 가장 기본적인 차원에서조차 지속이 불가능하다. 여기서 '기본적'이라는 말은 말 그대로 기본적인 것을 가리킨다. 점점 더 오염의 정도가 심해지는 공기와 물과 땅, 독소는 많고 영양소는 부족한 식품, 태양과 바람처럼 재생이 가능한 에너지원을 찾지 못하면 조만간 고갈될 에너지. 우리의 생활 시스템은 필연적으로 바뀌어야 한다. 지금 선택하지 않으면 상황이 더욱 악화되고, 우리는 악화된 상황 때문에 선택의 여지 없이 새로운 생활방식에 적응해야만 할 것이다. 우리는 그런 변화에 대응할 준비가 되어 있지 않기에 새로운 생활에 적응하는 일은 대단히 어려울 것이다. 바로 이런 이유로 우리는 변화를 선택하지 않으면 안 된다. 지금 당장 말이다.

부드러우면서 근본적인 변화

우리는 생활 시스템을 어떻게 변화시킬 수 있을까? 하루아침에 사회 하부 구조를 모두 변화시키려 든다면 그 노력 때문에 생기는 스트레스와 부담감으로 문명 자체가 붕괴될 수도 있다. 모두를 혼란 속으로 몰아넣을지도 모를 급정거를 하지 않고 이 버스의 방향을 어떻게 돌릴 수 있을까?

우리가 이루고자 하는 최종 목표는 결국 현재 인류문명의 방향을 바꿔, 더 균형 잡히고 지속 가능한 문명으로 재창조하는 것이다. 터무니없는 말처럼 들릴 수도 있다. 한 사람의 입에서 나온 '문명을 바꾼다'는 말을 들으면 많은 사람들이 그의 뇌 구조를 의심할 것이다.

하지만 우리가 변화를 생각할 때 이런 거창한 규모와 깊이로 생각하는 것 자체가 현 문명의 지배적 패러다임을 반영하고 있다고 생각한다. 이는 우리가 '어렵고 딱딱하게' 생각하고 있음을 보여준다. 우리는 구조와 체제, 과정, 관리, 규제, 자원, 스트레스, 저항, 비용 등의 관점에서 생각한다. 하지만 가장 깊고 정미한 차원에서 세계는 겉으로 보이는 것만큼 딱딱하지 않다. 사실 깊은 차원에서의 세계는 거의 비물질에 가깝다. 따라서 우리는 실체를 바라보는 방식을 바꿔야 할 필요가 있다.

우리는 '부드럽게' 생각해야 한다. 이는 우리가 삶 속에서 의미 있는 변화를 이끌어내고 싶을 때 특히 시사하는 바가 크다. 우리가 실체의 더 깊은 차원으로 들어갈수록 세계는 더 부드러워진다. 덜 견고하고, 덜 구조화되어 있다. 그래서 가장 깊고 부드러운 곳, 그곳이 변화가 시작되는 곳이다.

우리가 변화시켜야 할 대상은 세상이 아니다. 세상에 사는 사람들이다. 우리가 변화시켜야 할 대상은 기계가 아니다. 그 기계를 다루는 사람들이다. 숨쉬는 방식, 다른 사람과 다른 생명체를 대하는 방식과 같이 부드러운 것에서부터 변화를 시작할 수 있다. 이 부드러운 부분들이 개인적인 차원에서도, 세계적인 차원에서도 우리의 행동과 선택을 결정한다. 이런 관점에서 부드러운 부분의 변화는 근본적인 것이다. 물질적인 변화보다 더 근본적이다.

내가 이미 언급한 것들을 비롯해 부드러우면서도 근본적인 변화들은 어떤 것들인가? 우리가 '근본적인 변화'라고 할 수 있으려면 무엇이 변해야 하는가? 나는 이것에 대해 많은 생각을 했고, 다음 사항들을 제안하고 싶다.

우리에게는 아래와 같은 것들이 필요하다.

1. 지구상에 있는 모든 사람들에게 적용할 수 있고 완벽하게 자연스러운 새로운 공통의 정체성
2. 사람들이 배우지 않고도 서로 소통을 위해 사용할 수 있는 새로운 공통의 언어
3. 서로 경쟁하지 않고, 승자와 패자를 가르지 않고도 추구하고 성취할 수 있는 새로운 공통의 삶의 목표
4. 전체에게 유익한가라는 관점에서 우리가 하는 모든 선택을 공정하게 평가할 수 있는 새로운 공통의 저울
5. 모든 사람이 신분이나 개성, 출신 등에 구애받지 않고 참여할 수 있으며, 직접적이고 지속적인 이로움을 끌어낼 수 있는 새로운 공통의 활동

1. 새로운 공통의 정체성

세계는 지금 갈등과 분열로 몸살을 앓고 있다. 지구를 수많은 국가로 분열시키는 상상의 경계선과 특정 신앙을 신봉하는 거대한 집

단의 사람들이 권력과 지배를 위해 끊임없이 다투고 있다. 새로운 문명이 서로 싸우는 파벌들의 집합이 아니라 조화로운 문명이 되기 위해서는, 서로 공유할 수 있는 새로운 정체성이 필요하다. 내가 제안하는 새로운 정체성은 지구인이다.

'지구인'이라는 말이 공상과학소설처럼 들릴지 모르겠지만, 지구인은 내가 보기에 유일하게 이치에 맞고 참된 우리의 정체성이다. 그밖의 모든 정체성들, 문화적이고 정치적이고 종교적으로 한계 지워지고 인위적으로 부여된 다른 정체성들은 사실 우리의 실체와 아무런 관련이 없다.

우주에는 수억 개의 은하가 있고, 각각의 은하 안에는 태양계의 태양과 같은 항성들이 무수히 많기 때문에, '인간처럼 지각 있는 존재가 사는 행성이 존재할 수 있다'는 추정은 합리적이라고 할 수 있다. 당신이 우주탐험대에 선발되어 우주선을 타고 가서, 생물체가 사는 행성에 착륙했다고 가정해보자. 고맙게도 그 행성의 존재들이 적개심을 보이지 않고 당신을 환영했다. 당신이든 행성의 존재들이든 어떻게 해서 서로 의사를 소통할 수 있는 방법을 찾아냈다고 하자. 아마도 그들이 제일 먼저 물을 질문 중의 하나는 "어디서 왔는가?"일 것이다. 그러면 당신은 뭐라고 대답하겠는가? "내 고향은 서울입니다, 부산입니다"라고 답하겠는가? 아니면 미국, 중국, 일본, 한국이라고 하겠는가? "지구입니다"라고 해야 이치에 맞지 않겠는가? 이 답은 우주 어디를 가든 통할 것이다. 지구인이 당신의 우주적 정체성이다.

이런 아이디어를 바탕으로 새로운 신분증을 만들 일이 가까운 미래에 생기지는 않을 것이다. 하지만 내가 미국인, 독일인, 중국인, 인도인이기 전에 "나는 지구인이다"라는 생각과 느낌, 이런 정체성에 대한 감각이 필요하다. 나는 이슬람교인, 불교인, 유대인, 기독교인이기 전에 지구인이다. 원래 맨 처음에는 국가도 종교도 없었다. 그냥 지구만 있었다. 근본적인 차원에서 보면 아직도 이게 사실이다. 지구인이 된다는 것은 자신이 스스로 주입한 '나는 누구다'라는 개념에서 빠져나와 좀더 넓은 당신의 실체를 받아들이는 것이다.

지금 우리가 사는 방식을 보면 우리는 이미 지구인이다. 커뮤니케이션과 사업상의 거래 등은 우리가 이미 지구인으로 살고 있음을 증명한다. 당신이 매일 사용하는 것들을 보라. 그 중 몇 개나 당신이 사는 지역사회에서 생산되었는가? 좀더 자세히 들여다보면 세부 사항들은 더욱 다양해진다. 전자제품 하나만 해도 그 부품들은 전 세계 여러 나라에서 제조된다.

디지털 커뮤니케이션의 경우도 똑같다. 지구촌 어느 구석에서 동영상 하나를 인터넷에 올리면 전 세계 수십 억 인구가 본다. 2013년, 유튜브에서 최고 인기를 누렸던 싸이의 '강남 스타일'이 좋은 예라 할 수 있다. 우리 대부분이 전 세계에 멀리 떨어져 있는 사람들과 통화하고, 이메일을 주고받으며, 화상회의를 한다. 이런 현실적인 이유로 전통적인 경계는 빠르게 허물어지고 있다. '지구인'은 더 이상 개념이나 관념이 아니다. 그것은 이미 우리의 현실이다.

지구인이 된다는 것은 무엇을 의미하는가? 나라를 사랑하는 것이 단지 지리적 영토를 사랑하는 것이 아닌 것처럼, 지구 사랑은 단지 지구 환경에 대한 관심이나 운동을 뜻하지 않는다. 지구를 사랑하는 것은 자신이 속한 사회에 대한 소속감을 넘어서 지구사회의 일원이 되는 것이다. 아버지가 가정을 지키고 시민이 나라에 충성하는 것처럼, 지구인은 지구사회에서 자신이 맡은 책임과 역할을 다하고, 그렇게 맡은 역할을 하는 데서 행복과 기쁨을 얻는다.

우리 모두가 지구를 기반으로 한 가치체계를 수용하고 받아들일 때, 세상의 작은 가치체계들의 불화와 갈등은 모두 무의미해 보이고 결국에는 사라질 것이다. 우리 모두가 참다운 지구인이 될 때 종교의 차이는 개인적 취향의 문제가 될 것이다. 이념의 차이는 전쟁과 박해와 테러가 아니라 재미있는 대화와 토론을 낳을 것이다. 지구사회에서 이러한 차이는 더 이상 갈등을 일으키지 않고 문화적 다양성과 풍요로움을 나타내게 될 것이다.

2. 새로운 공통의 언어

언어를 효과적으로 구사하는 일은 어려운 문제다. 내 개인적으로도 숙제다. 한국을 떠나 다른 나라 청중에게 강의를 할 때마다 그 나라 말을 할 수 있으면 좋겠다고 생각한다. 물론 유능한 통역자가 따라오지만 통역으로 내 말이 전달되면 언제나 미진한 구석이 있다. 특히 유머를 구사할 때 그렇다. 유머를 통역하는 일은 대단히 어렵다. 유머를 통역하는 과정에서는 유머를 유머로 만드는 뉘앙

스가 빠져버리는 일이 자주 발생한다. 이런 일이 생기면 때로 설명을 해줘야 할 필요가 있다. 하지만 유머를 설명해버리면 유머는 더 이상 유머가 아니다.

특히 외교상의 커뮤니케이션에서 언어는 두통거리다. 전 세계 여러 나라와 종교를 대표하는 지도자들과 국제회의를 여러 차례 했는데, 나는 이때 언어가 두통거리가 된다는 사실을 알게 되었다. 국제조직의 일원인 몇몇 지인들이 내게 이런 말을 했다. "모든 참가자가 납득할 수 있도록 문서의 한 문장을 고치는 데에만 때로 몇 년이 걸리기도 합니다."

새로운 문명의 기초를 닦는 데 필요한 언어는 정교하거나 전문적이거나 세련될 필요가 없다. 당신이 사고로 모르는 섬에 떨어졌다고 가정해보자. 그곳에서 당신의 언어를 알아듣지 못하는 사람들을 만난다. 섬 사람들이 적대적으로 반응하지 않게 하면서 도움을 받으려면 말을 걸어야 한다. 당신이라면 어떻게 하겠는가? 미소를 지으면서 시작하면 좋을 것이다. 세계 어디서나 미소는 친근함의 표현이니까 말이다. 그러고 나서는? 두 팔을 벌려서 그들을 해칠 수도 있는 무기가 없음을 보여줄 수도 있다. 어깨의 힘을 빼고 몸을 낮춰도 좋을 것이다. 뻣뻣하고 당돌한 자세를 하면 오만하고 위협적인 모습으로 비춰질 수 있기 때문이다.

내가 모든 지구인의 의사소통을 위해 새로운 문명의 토대로 제안하는 언어는 몸짓보다 더 간단하다. 이 언어는 바로 생명전자다. 시간과 장소를 불문하고 생명전자를 써보라. 주위 사람들과 어디에 있든 도움이 필요한 사람들에게 긍정적인 에너지를 보내보라. 기도와 명상을 하면서, 당신보다 더 고통스럽고 불행하게 사는 사람들에게 생명전자를 보내라. 그들의 문화와 언어를 이해하지 않아도 된다. 우리 모두는 에너지 – 의식 통합체 속에서 서로 연결되어 있다. 생명전자는 시간과 장소를 불문하고 모든 이에게 전달될 수 있다.

다른 사람을 돕거나 치유하는 데 사용하면 이 의사소통이 얼마나 강력한지 알 수 있다. 우리는 생명전자를 통해 다른 사람과 소통할 때 특정 국가나 문화나 종교에 소속되지 않는다. 우리는 동료 지구인으로 서로 소통한다. 더 근원적으로 보면 우리는 참된 본성의 차원에서 에너지 – 의식 통합체를 통해 서로 관계를 맺는다.

그런 소통은 가장 순수하고 가장 진실한 소통이다. 당신은 말로는 거짓을 말할 수 있을지 모르나, 에너지로는 거짓말을 할 수 없다. 에너지는 당신의 느낌과 상태, 실체 등을 있는 그대로 전달하기 때문이다. 그러므로 타인에게 따뜻한 말을 건네기 전에, 먼저 타인을 위해 따뜻한 에너지를 품어보라. 아이들에게 고운 말을 하라고 가르치기 전에, 먼저 고운 에너지를 품어보라고 가르쳐라.

친절한 에너지로 친절하지 않은 말을 했다고 치자. 그래도 상대는 크게 마음 상하지 않는다. 말 이면에 있는 따뜻함을 감지할 수 있기 때문이다. 하지만 친절하지 않은 에너지를 품고 친절한 말을 하면, 상대는 친절하지 않은 에너지로 친절하지 않은 말을 했을 때보다 더 상처를 받는다. 내면의 상태와 외면의 표현이 서로 다른 말을 하고 있기 때문이다.

　이러한 새로운 언어의 성질 때문에 생명전자를 사용한 의사소통을 인간에게만 국한할 필요는 없다. 모든 존재는 한결같이 비물질적 질료로 이뤄져 있다. 다른 생명체, 나아가 무생물에게도 긍정적 에너지를 보내고 그들이 어떻게 반응하는지 보라.

　기억하라, 아무것도 겉으로 보이는 것처럼 딱딱하지 않다. 근원적인 차원에서 만물은 확률의 파동으로 존재한다. 이 확률의 파동은 의식적인 마음의 관찰에 반응해 물질적 실체로 드러난다. 그러므로 생명전자는 모든 지구인과 모든 생명체와 모든 존재가 지구적·우주적 소통을 위해 쓰는 언어가 될 수 있다.

3. 새로운 공통의 인생 목표

당신은 삶의 마지막 순간을 어떻게 느끼고 싶은가? 평화롭게, 만족스럽게, 행복하게……. 많은 사람들이 이렇게 답한다. 후회와 수치, 분노 등으로 자신의 생을 마감하고 싶어 하는 사람은 없다. 모든 인생의 혼잡함이 정리되고 자욱한 먼지가 가라앉았을 때, 집착하지 않고 사물을 볼 수 있게 되었을 때, 지구에서 보낸 날들과 자신에 대한 느낌이 당신 인생의 총 결산이 될 것이다. 그렇기 때문에 이 질문을 지금 할 필요가 있다. 이 질문은 인생에서 진정으로 중요한 것이 무엇인지를 바라볼 수 있게 도와준다.

　나는 이 질문에 '완전함'이라고 답하겠다. 나는 삶의 마지막 순간에 완전하다고 느끼고 싶다. 당신도 그렇게 느끼고 싶지 않은가?

물론 행복이나 만족이나 평화도 좋지만, 그것만으로는 완성되었다고 느끼기에는 부족하다. 당신이 정말 완전해졌을 때 마지막 순간에 완전하다고 느낄 것이다.

인정이나 보답을 바라지 않고 다른 사람을 이롭게 하려는 진실한 의도와 친절한 마음으로 행위를 할 때, 만족감과 감사함이 내면에서 조용히 올라온다. 나는 20대 초반이었을 때 처음으로 이런 체험을 했다. 당시 내 삶은 시련의 연속이었다. 나는 3년 연속 대학입학시험에 떨어졌다. 당시로서 삼수는 큰일이었다. 인생의 낙오자를 의미했다. 그래서 미래에 대한 꿈도 희망도 없었다. 장남에게 큰 기대를 걸고 있던 부모님 얼굴을 대하기가 참으로 민망했다.

그러던 어느 날, 다리 위를 걷다가 우연히 다리 밑을 보게 되었는데 그곳에는 쓰레기가 잔뜩 쌓여 있었다. 그 쓰레기가 꼭 나처럼 여겨졌다. 아무런 쓸모도 목적도 없고, 돌보는 사람도 없고, 희망도 없이 그렇게 버려진 존재였다.

그 순간, 한 생각이 내 머리를 스치고 지나갔다. '냄새나는 쓰레기를 밭에 가져다가 거름으로 활용해서 호박을 키우면 되겠다!' 대체 어디서 그런 생각이 나왔는지 지금도 모르겠다. 그런 생각은 당시 내 성격과는 전혀 맞지 않았다. 그렇지만 나는 그 생각을 실행에 옮겼다.

때는 한여름이었고, 쓰레기를 옮기기로 한 밭은 경사가 상당히 가파른 비탈이었다. 쓰레기를 옮기기 시작한 지 얼마 지나지 않아 나는 땀으로 범벅이 되었다. 당시 나는 건장하고 튼튼했지만, 쓰레기를 전부 옮기는 데는 새벽부터 밤중까지 꼬박 며칠이 걸렸다.

아버지는 내가 하고 있는 일을 보시고 무척 화를 내시고는 당장 그만두라고 했다. 아들이 당신을 망신시켰다고 생각하신 것이다. 당시 주변의 많은 사람들이 내가 뭔가 잘못되었다고 생각했다. 작은 마을에서 '낙오자'라고 알려진 청년이 느닷없이 쓰레기더미에 뛰어들어 쓰레기를 나르기 시작했으니, 그것도 땀을 비오듯이 흘리면서. 어쨌든 나는 그렇게 했다. 옮기는 일을 모두 끝마치자 다리 아래가 깨끗해졌고, 또 가을에 수확할 호박을 떠올리니 가슴에서 만족감이 밀려왔다.

그러나 가장 훌륭한 만족감은 순수하게 내 스스로 결정해서 세상을 위해 좋은 일을 하기로 결심했고, 무슨 일이 있어도 그 일을 끝마쳤다는 데에서 왔다. 누구한테서 고맙다는 말을 듣거나 박수는 받지 않았지만, 나를 인정하는 뿌듯한 느낌이 내면에서 올라왔다. 그리고 만족감은 이내 감사함으로 바뀌었다. 누구를 향한 감사인지는 그 당시에는 알지 못했다. 시간이 흐르고 난 뒤, 나는 감사란 바른 선택을 할 수 있도록 인도해준 데에 대해 나 자신과 참된 본성에게 하는 것임을 깨달았다. 다른 사람을 위해 좋은 일을 하려는 욕구와 그 고귀한 욕구를 따라 실천하는 능력이 내 안에 있음을 깨달았을 때, 나는 똑같은 방식으로 더 많은 것을 실천하려는 동기를 부여받았다. 그해 나는 입학시험에 합격했고, 대학에 들어가게 되었다.

가을이 찾아왔고 기대했던 대로 커다란 황금빛 호박들이 많이 열렸다. 탐스러운 호박을 따다가 이웃들에게 나눠주었다. 몇 달 동안 이 청년의 기이한 행동이 어떤 결과를 낳는지 지켜보았던 이웃들은 그제서야 고맙다는 인사를 했다.

그 경험을 통해서 나는 완성이란 느낌이 어떤 것인지 조금은 알 것 같았다. 당신이 자신을 완성했을 때에도, '완성 증명서'가 주어지지는 않는다. 거의 알아볼 수 없을 정도의 잔잔한 미소가 전부일 수 있다. 왜 당신이 미소 짓는지 다른 사람이 몰라도 상관없다. 당신은 완성을 이뤘기 때문에 그 미소는 일생의 땀과 눈물의 값어치가 있다.

당신이 완성되기 전까지는, 영혼에 구멍이 뚫린 것처럼 삶에서 뭔가 부족하다는 느낌, 공허감이 항상 찾아온다. 이런 공허감과 무의미함 때문에 사람들은 빈 구멍을 채우기 위해 뭔가를 찾아다닌다. 게임과 음식, 오락, 마약, 돈, 이성, 스포츠, 지식, 권력 등등. 이렇게 찾아다니다가 자신의 목표를 이뤘을 때 기분이 좋아진다. 하지만 영혼에 난 구멍은 채워지지 않고 그저 얇게 덮여 있을 뿐이다. 그런 기쁨은 오래가지 못한다. 이 책을 읽는 대부분의 독자가 내가 하는 말을 이해하리라고 믿는다. 영혼에 난 이 구멍, 충만감의 결핍은 우리에게 물질과 성취, 지위, 인정을 추구하게 하는 동력이다. 태어났을 때부터 최후까지 삶을 신선하고 경이롭게 바라보면서 삶의 의미를 추구하고 도전에 맞서게 하는 동력이기도 하다. 그러나 대개는 삶이 막바지에 이를 때까지 이 동력이 무엇이고 그 갈증을 어떻게 해소해야 하는지 모른다.

나는 어른이 될 때까지도 나와 인생에 대해 그렇게 느꼈다. 그런 공허감과 무의미함으로 밤새 뜬눈으로 지냈고, 일과 중에는 강박적으로 일했다. 날이면 날마다 평화라곤 찾아볼 수 없었다. 마침내 이 구멍은 물질의 획득이나 성취로는 도저히 채울 수 없음을 인정하고 내면을 들여다보기 시작했다. 이 구멍을 어떻게 채워야 할지 답을 찾은 것은 외면이 아니라 내면이었다.

이 구멍은 물질을 쌓거나 '성공'을 해서는 채울 수 없다. 이런 식으로 외면의 성장을 추구하면, 항상 확장을 위한 더 큰 가능성과 비교가 뒤따르고, 이렇게 해서는 결코 완성에 이를 수 없다. 세상에서 가장 큰 것을 떠올려보라. 떠올렸다면 그것보다 좀더 큰 것을 떠올려보라. 계속 이런 식이다.

내가 말하고 싶은 것은, '우리가 진정으로 원하는 것과, 우리가 원한다고 생각하는 것 사이에 심각한 차이가 존재한다'는 것이다. 우리가 진정으로 원하는 것은 영혼의 구멍을 채워서 완성을 이루는 것이고, 우리가 보통 하는 일은 외면의 성공과 발전을 좇는 것이다. 이는 외면의 성공을 좇는 일이 나쁘다거나 무의미하다는 뜻이 아니다. 외면의 성공이 우리가 진정으로 원하는 것과 연결되어 있을 때라야 비로소 그 성공은 유용하고 의미 있고 만족스러울 수 있다는 뜻이다.

실제로 삶의 마지막 순간이 찾아왔을 때, 절망 속에서 공허감을 느끼고 후회하기보다는, 마지막 순간에 느끼고 싶은 그 느낌을 '지금' 추구하면 되지 않을까? 이것이 바로 내가 제시하는 '새로운 공통의 목표'의 참뜻이다. 새로운 공통의 목표는 최고의 가치를 지닌 것이다. 그러므로 인생의 어느 순간에라도 추구할 만하다.

내가 제안하는 새로운 공통의 목표는 지금과 같은 '성공'이 아니라 '완성'이다. 이 목표는 우리 가슴속 가장 깊은 곳에서 들려오는 부름을 따르고, 자신의 참된 본성에 맞춰 살 때 성취할 수 있다.

인생의 숲에는 여러 갈래의 길들이 나 있지만, 우리가 완성을 추구할 때 모든 길은 하나의 목적지로 통한다. 각자의 길을 가는 데에 우리의 양심(절대적인 진실함, 신성한 본성)이 충실한 안내자가 되어줄 것이다. 이 길에는 비교도 경쟁도 없다. 나의 완성은 다른 사람이 완성의 길을 가는 것을 방해하지 않으며, 나의 평화는 다른 사람의 평화를 어지럽히지 않는다. 우리 각자는 이 목표를 선택하고 자신을 위해 그 길을 가야 한다. 아무도 다른 사람을 대신해서 길을 가줄 수 없다. 우리 모두는 완성의 길을 가는 길동무다. 이 길을 가면서 우리는 서로를 지지하고 격려할 수 있다.

이런 이해와 자각이 생기면 다른 사람을 바라보고 대하는 태도가 달라질 것이다. 기능적인 차원에서는 서로 경쟁할지 몰라도, 본성의 차원에서 우리 모두는 길벗이다. 그 길을 가다가 교차로를 만나기도 한다. 그곳에서 한 길은 완성의 길로 가고, 다른 길은 물질적 성공의 길로 간다. 그때 위기의 순간이 찾아온다. 당신의 진실성을 시험받는 순간이다. 그때 당신의 양심이 바른 길을 안내해줄 것이다.

4. 새로운 공통의 저울

앞에서 논의했듯이, 우리의 선택을 평가하는 데에 사용할 수 있는 새로운 공통의 저울은 지구다. 지구는 우리의 행성에 존재하는 모든 생명체의 젖줄이다. 만약 지구가 없다면 신에게 예배드리는 제단도 존재할 수 없다. 지구가 없으면 국가도 존재할 수 없고, 그 국가를 통치하는 정치이념도 존재할 수 없다. 지구(지구의 행복, 지구의 건강)는 생명의 바탕이기 때문에 모든 가치를 재는 일차적 가치기준이 되어야 한다. 지구는 우리가 삶에서 추구하는 모든 가치를 위한 공통의 토대다.

인류는 지구 기후를 결정하는 가장 강력한 인자가 되었다. 인류가 남긴 생태 발자국은 이미 지구보다 한 배 반이 더 크다. 앞에서 논의했던 것처럼, 우리가 문명의 방향을 바꾸지 않으면 미래에 필요한 생태 발자국은 지구보다 5배나 크게 될 것이다. 이는 지구에서의 생명을 계속 유지하려면 4개의 지구를 더 만들거나 다른 데서 빌려와야 한다는 뜻이다. 이런 일이 과연 가까운 미래에 일어날 수 있을까?

변화가 필요한 것은 지구가 아니라 '우리'다. 모든 사람과 모든 생명체가 공유하는 일차적 가치, 즉 지구를 바탕으로 가치체계를 수정하고 영점조율 해야 한다. 이런 식으로 우리 개인의 저울 또한 영점조율을 할 필요가 있다. 우리의 선택과 활동이 지구 행성에 미치는 영향을 기준으로 선택하고 행동해야 한다. 이로쿼이 연맹을 결성했던 아메리카 인디언 부족들의 속담은 "의사를 결정할 때는 언제나, 우리의 결정이 다음 7세대에 끼칠 영향을 고려해야 한다"고 지적한다. 우리는 이런 지혜에서 교훈을 얻어야 한다.

그러므로 선택을 할 때는 다음 사항들을 유념하라. "당신에게는 좋으나 타인에게 좋지 않은 것은 결국 당신에게도 좋지 않다. 당신과 타인에게는 좋으나 지구에게 좋지 않은 것은 결국 당신과 타인에게도 좋지 않다. 당신과 타인과 지구 모두에게 좋은 것만이 모두를 위해 좋은 것이다."

5. 새로운 공통의 생명 활동

상황이나 필요, 목표, 출신 등에 관계없이 모든 사람이 하고 있거나 해야 하는 활동이 하나 있다면 그것이 무엇일까? 바로 호흡이다. 호흡은 문자 그대로 지구상의 모든 사람과 모든 생명체를 연결하는 단 하나의 유일한 활동이다. 내가 쉬는 숨은 당신이 쉬는 숨과 다르지 않다. 호흡을 나눌 수 없는 것은 공간을 나눌 수 없는 것과 마찬가지다. 호흡의 본질은 가슴이나 복부의 움직임이 아니다. 호흡의 본질은 가슴과 복부의 움직임을 통해 들어오고 나가는 숨이다. 숨을 쉬는 생명체는 모두 지속적인 숨의 흐름 속에 존재한다. 더 근본적으로 말해서, 호흡을 통해 흐르는 지속적인 에너지의 흐름 속에 존재한다. 그러므로 호흡 속에서는 모두가 불가분의 관계로 연결되어 있다.

앞에서 언급했듯이, 호흡은 생명의 시작이자 끝이다. 고맙게도, 이 호흡 활동은 우리가 생각해서 챙기지 않아도 신체 내부에 있는 생명 시스템이 자동적으로 관리한다. 호흡은 모두에게 가장 중요한 생명 활동이지만, 거기에 대해 생각할 필요가 없기 때문에 우리는 호흡에 별다른 주의를 기울이지 않는다. 그러나 호흡 활동에 좀더 주의를 기울이고 호흡의 자연스러운 리듬을 회복하면, 육체와 정신과 영성에 큰 도움을 준다.

첫째, 앞 장에서 설명한 것처럼, 심장박동이나 체온, 혈압, 소화 등과 같은 주요 기능과는 달리 호흡은 의도적으로 조절할 수 있다. 이와 동시에 호흡은 다른 주요 기능의 바탕을 이룬다. 그래서 보통 직접적으로 접근할 수 없는 다른 주요 기능들도, 호흡을 통해 간접적으로 조절할 수 있다. 이를테면, 우리는 심장박동이나 혈압을 의도적으로 조절할 수 없다. 하지만 호흡을 조절함으로써 심장박동이나 혈압의 상태를 변화시킬 수 있다. 그러므로 호흡은 생명의 마스터키인 셈이다.

둘째, 우리가 호흡하는 방식은 마음과 마음이 하는 일(생각과 감정)에 영향을 준다. 그러므로 우리는 이 지식을 일상에서 활용할 수 있다. 예컨대, 스트레스를 받았을 때 무엇을 말하거나 행하기 전에 세 번 심호흡을 하면 나중에 후회할 선택을 미연에 방지할 수 있다. 그리고 호흡의 균형을 잡으면 감정을 조절하고 마음을 가라앉힐 수 있다. 마음이 가라앉으면 좋은 선택을 하는 데 도움이 되는 지혜와 통찰이 떠오른다.

셋째, 호흡의 질이 향상되면 심신의 모든 측면에 긍정적인 영향을 준다. 생활양식을 모두 바꾸는 것은 간단한 일이 아니다. 식단을 향상시키는 것도 쉽지 않은 문제다. 하지만 호흡의 질을 향상시키는 것은 최소한의 노력으로도 할 수 있다. 마음이 깨어 있기만 하면 된다. 하지만 생활과 건강 전반에 미치는 영향은 광범위하다. 이렇게 간단한 방식으로 시작하면 변화를 다른 생활영역으로 확대하기가 좀더 쉬워진다. 기본적으로 숨을 잘 쉬고, 잘 먹고, 잘 자면 건강할 수밖에 없다. 그러므로 당신의 건강에 관심이 있다면 먼저 자신의 호흡을 점검하라. 지금 당장 자신의 호흡을 느껴보고 각성된 의식으로 호흡하라.

요약하자면 이렇다. 더욱 새롭고, 즐겁고, 평화롭고, 균형 잡히고, 건강하고, 지속 가능한 문명의 건설을 시작하는 데 필요한 다섯 가지 초석들을 다음과 같이 제안한다.

1. 새로운 공통의 정체성으로서의 지구인
2. 배우지 않고도 서로 소통하는 데 활용할 수 있는 새로운 공통 언어로서의 생명전자
3. 다른 사람들과 경쟁하지 않고도 추구하고 이룰 수 있는 새로운 공통의 인생 목표로서의 완성
4. 전체를 위한 유익이라는 차원에서, 개인적인 상황이나 환경에 상관없이 우리가 하는 모든 선택을 평가할 수 있는 새로운 공통의 저울로서의 지구
5. 모든 인류가 실천하고 누리고 이로움을 얻을 수 있는 새로운 공통의 활동으로서의 호흡

당신은 스트레스를 받거나 위험을 감수하지 않으면서도, 이 원리들을 자신의 삶 속에 적용해볼 수 있다. 성실하게 한다면 이 원리들은 새로운 정신과 새로운 시각의 초석을 다지는 데 도움을 줄 것이다. 새로운 정신과 새로운 시각은 새로운 행동과 새로운 습관, 새로운 생활을 낳을 것이다. 이것은 훌륭한 출발이다. 이러한 새로운 생활양식을 택하는 사람이 늘어남에 따라 새로운 문화가 형성될 것이다. 나아가서는 깨달음의 사회와 깨달음의 문명으로 성장해 나아갈 것이다.

국가를 위한
공통 목표

우리는 숨을 잘 쉬기 시작하고 조금씩 명상을 수련함으로써 더 나은 세상을 향해 나아갈 수 있다. 그러나 깊고 철저하고 지속적인 변화를 창출하려면, 그런 변화가 조직과 국가와 지구의 차원까지 확대되어야 한다. 사람은 숨을 쉬지만 정부는 숨을 쉬지 않는다. 사람은 명상하지만 국가는 명상하지 않는다. 개인에게 완성이라는 목표가 있는 것처럼, 우리는 집단적으로도 서로 경쟁하지 않고도 모두를 이롭게 하며 함께 노력할 수 있는 공통의 목표가 필요하다.

동네의 작은 조직에서부터 커다란 국제기구에 이르기까지, 그들의 상황이나 필요에 관계없이, 모든 수준의 모든 사회에 적합한 목표는 무엇일까? 모든 문화와 종교와 이념의 차이를 극복하고, 모든 나라와 국가가 서로 위협하지 않으며 추구하고 이룰 수 있는 공통의 목표는 무엇일까?

나는 이 공통의 목표는 모든 사람들이 건강하고, 행복하고, 평화롭게 살 수 있는 보편적 복지가 되어야 한다고 제안한다. 내게 복지란 개인적인 경제적 안정 이상의 것이다. 단지 경제적인 어려움에 처한 사람에게 도움의 손길을 보내는 것보다 훨씬 더 많은 것을 뜻한다. 자, 이제부터 설명해보자.

복지를 생각하면서, 나는 사람들이 생산적이고 창조적이며 사회와 세계에 자신의 최대치를 기여할 수 있도록 자신의 잠재력을 완전히 실현할 수 있게 하는 사회적·정치적·경제적 제도를 그린다. 이런 복지는 외형적 제도나 과학기술의 발전만으로는 결코 이룰 수 없다. 개인의 성장과 의식의 각성 없이는, 개인적인 차원에서 양심과 진실성을 회복하지 않고서는, 정부나 자선단체가 제아무리 노력해도 참된 의미에서의 복지는 불가능하다.

나는 사람들이, 특히 미국에서 '복지'를 어떻게 생각하는지 알고 있다. 내가 여기서 말하는 복지는 완전히 다른 것임을 먼저 확실히 해두고 싶다. 이 책에서 소개한 모든 개념과 원리와 접근 방법 등을 비롯해 개인의 성장과 자연스러운 건강을 위해 지난 수십 년간 개발한 프로그램과 수련법들은 아주 적은 비용으로, 현재의 복지제도보다 훨씬 적은 비용으로 보편적 복지의 기초를 확립하는 데 일조했다고 나는 자부한다.

　내가 의미하는 복지는 사랑이나 평화처럼 모호한 가치보다 더 현실적이고 측정 가능하면서 동시에 더 근본적이고 보편적이다. 사랑과 평화에 대해서는 아주 다양한 개인적, 문화적, 종교적, 정치적 견해와 터부가 존재한다. 그렇기 때문에 이 주제들을 놓고 다른 집단과 토론하면 기대했던 것과는 정반대의 결과를 낳기도 한다. 적어도 복지에 대해서는 수치로 이야기할 수 있지만, 사랑과 평화에 대해서는 그럴 수 없다. 먼저 객관적인 기초에 집중해서 좀더 좋은 결과를 이끌어내면, 그것을 주관적 가치를 이루는 데 활용할 수 있을 것이다.

　진정한 복지를 위한 필수 조건은 개인 차원에서는 양심이요, 사회 차원에서는 민주주의다. 정치사회 제도로써의 복지가 양심을 기반으로 하지 않으면 태만과 비효율, 불공정, 분노, 원한 등과 같은 부정적 부작용을 낳는다. 이런 부작용은 원래 의도했던 목표와는 정반대의 결과물이다. 우리 각자의 양심을 일깨우고 양심의 부름을 따르는 일에 기쁨과 자부심을 가질 때만, 복지는 그 기능을 제대로 수행할 수 있다. 내가 이 책에서 논의한 모든 것은 우리가 갈망하는 긍정적 변화의 필수 조건으로써 양심의 기초를 닦는 것에 목표를 두고 있다.

　민주주의는 선택의 힘을 제도화한 정치제도다. 이 때문에 민주주의는 우리가 창조하려는 변화를 완벽하게 지지한다. 지금까지 우리는 민주주의라는 제도에서 나오는 선택의 힘을 충분히 활용하지 못했다. 선택의 힘을 충분히 활용하는 것은 양심의 문제이기도 하다. 사람들이 자신의 양심을 일깨워서 그 힘을 사용하기 시작할 때 민주주의는 최고의 상태에서 기능할 것이다. 또한 정치제도뿐 아니라 경제제도와 산업제도, 교육제도 등의 분야에서 긍정적인 변화를 고취하고 촉진할 것이다.

조직과 제도의 변화는 너무 복잡하고 벅차 보일 때도 있다. 예를 들어, 새로운 규정의 초안에서 문장 하나 고치는 데도 수개월이 걸리기도 한다. 하지만 진짜 이런 변화의 과정을 복잡하게 만드는 것은 새로운 규정의 조건이나 과정 자체가 아니다. 그것은 그 밑에 숨어 있는 탐욕과 이기심, 상호 관심의 충돌이다. 탐욕과 이기심이라는 필터를 통해서 보면 사물은 원래의 모습과는 사뭇 다르게 보인다.

간단한 예를 들어보자. 영리를 추구하는 회사의 시각으로 보면, 사람과 자연은 그 자체로 본질적인 가치가 없다. 그저 이윤 추구와 상품 생산에 쓰이는 '자원'일 뿐이다. 양심의 눈으로 보면 우리는 무엇이 진실하고 도움이 되는지 그리고 무엇이 그렇지 않은지를 좀더 뚜렷하게 볼 수 있다. 우리는 모두의 복지를 위해 도움이 되는 이념과 행동을 취하고, 그렇지 않은 것은 버릴 수 있다. 우리가 지구를 중심 기준으로, 복지를 공통 목표로, 양심을 절대저울로 활용해서 선택을 하면 아무리 복잡해 보이는 변화도 생각했던 것보다 빨리 일어날 수 있다.

변화를 일으키기 시작하는 법

우리는 사물에 익숙해 있거나 집착하고 있어서, 변화를 생각할 때 먼저 사물에 대해 생각한다. 이를테면, 개인 생활의 변화를 생각할 때는 자신의 습관이나 직업, 관계, 성격, 성질, 진로 등을 생각한다. 하지만 이런 것들은 이미 현상으로 드러난 것들이다. 사물은 일단 현상으로 드러나면 변화시키기가 어렵다. 이는 글을 쓰는 것과 비슷하다. 글을 써서 출력하면 이를 수정하기는 쉽지 않다. 고치려는 내용 위에 수정펜으로 두 줄을 긋고 고칠 수야 있지만, 수정한 모습은 보기에 좋지 않다. 수정하려면 출력하기 전에 컴퓨터 파일에서 하는 것이 낫다. 이 컴퓨터 파일은 '부드러운' 상태다. 하지만 습관과 생활양식, 인생의 진로 등은 '딱딱한' 상태다. 부드러운 것은 생각과 말, 행동 등이다.

습관과 생활양식과 성격은 열매이고, 생각과 말과 행동은 씨앗이다. 그러므로 먼저 씨앗을 바꾸라. 그러면 열매는 저절로 바뀔 것이다. 이를 순서도로 보면 다음과 같다. 생각 → 말 → 행동 → 습관 → 성격 → 운명.

앞쪽의 세 가지는 부드럽고 변화시키기 쉽다. 변화하려는 마음, 자신의 생각과 말과 행동을 지켜보는 깨어 있음만 있으면 된다. 하지만 뒤쪽의 세 가지는 딱딱하고, 이미 현실로 드러나 있으며, 다른 딱딱한 것들과 연계되어 있다. 앞쪽으로 갈수록 더 부드럽고 변화시키기 더 쉬워진다.

　이 장을 시작하면서 설명한 것처럼, 이것도 개인의 수준을 넘어선 변화에 적용할 수 있다. 우리는 세상일을 너무 '딱딱하게' 처리하는데 변화는 '부드러운' 것에서 시작해야 한다. 에너지의 시각에서 보면, 새롭고 부드러운 방식으로 생각하는 것이 한결 수월하다. 사회의 구조나 조직, 제도 등을 변화시키는 쪽보다는 그런 구조와 제도를 운영하는 인간의 생각과 말과 행동을 변화시키는 쪽이 훨씬 더 효과적이고 스트레스를 덜 받는다.

　그러면 생각 이전에는 무엇이 있는가? 그렇다. 생각 이전에 있는 것은 에너지다. 그러므로 생활을 바꾸고 싶다면 먼저 "당신의 에너지를 바꾸라"고 말해주고 싶다. 이것은 내가 이 책에서 나누고자 하는 핵심 메시지 중 하나다. 에너지를 변화시키는 것은 우리가 참으로 진실해지는 길이다. 여기에 예가 하나 있다. 친절하지 않은 에너지로 친절한 말을 하는 것과 친절하지 않은 에너지로 친절하지 않은 말을 하는 것 중 어느 쪽이 더 마음을 아프게 한다고 생각하는가? 친절하지 않은 에너지로 친절한 말을 하는 것이 더 마음을 아프게 한다. 위선적인 모순과 진실성의 결여 때문이다. 삶 속에서 긍정적인 변화를 원한다면 진실로 긍정적으로 변하라. 긍정적인 에너지를 지녀라.

　어떻게 하면 긍정적인 에너지를 계속 유지할 수 있는지 알고 싶은가? 나는 몸과 뇌 속에서 에너지의 균형을 최상의 상태로 끌어올리는 것이 중요하다고 말하고 싶다. 그러나 의식적으로 선택하지 않으면, 몸과 뇌 속에서 에너지의 균형을 최상의 상태로 만든다고 해도, 자동적으로 에너지가 긍정적으로 변하지는 않는다. 하지만 적어도 긍정적인 에너지를 유지하는 데는 도움이 되고, 안팎으로 부정적인 것에 영향을 덜 받는 효과는 있다.

일상생활에서 몸과 뇌의 상태를 좋게 유지할 수 있는 간단한 수련을 두 가지 소개하겠다.

행복한 장이 행복한 뇌를 만든다
오늘 당신의 장은 건강한가? 좀 당황스러운가? 하지만 당신의 장과 뇌는 밀접하게 연결되어 있다. 머릿속에 있는 뇌와 유사하게, 장에도 마음이 있고 장관신경계腸管神經系가 있다. 장은 뇌와 같은 배아조직에서 나온다. 이 두 개의 뇌는 자율신경계(교감신경과 부교감신경)로 여전히 연결되어 있으며 서로 밀접하게 영향을 준다. 이런 장과 뇌의 밀접한 연관성이 우리가 흔히 말하는 '직감'의 바탕을 이룬다.

뇌를 통해 생리적 효과를 일으키는 약물이 발명되었다고 생각해보자. 그러면 그 약물은 장에도 효과를 일으키는 경우가 많다. 생화학 연구자들은 이런 점을 미처 생각하지 못했다. 프로작 등과 같은 항우울제를 복용한 사람들의 1/4은 구토나 설사, 변비 등의 위장장애를 겪는다. 굳이 약물까지 생각하지 않는다 해도, 정신적으로나 감정적으로 스트레스를 받으면 설사를 하거나 변비가 생기는 경우가 있다. 자폐증이나 ADHD라고 진단받은 아동의 경우,

종종 과민성대장증후군을 앓는 사례가 발견된다. 최근 연구에서는 장의 상태가 개선되면 뇌의 기능에 긍정적인 효과를 미친다고 밝혀졌다. 그러므로 뇌가 행복해지기 위해서는 장이 행복해져야 한다.

몸과 뇌가 최상의 수준으로 기능하는 데에 도움이 되는 운동은 장운동이다. 장운동은 직접 장건강에 영향을 줄 수 있다. 간단하게 배를 밖으로 내밀었다가 안으로 당기는 운동을 반복하면 된다. 이 장운동은 자연스러운 장의 리듬을 강화하고 장의 기능을 향상시킨다. 가장 빠르게 나타나는 효과는 소화기능과 장기능의 향상이다. 또한 장운동은 다른 내부기관의 기능을 증진시키는 데도 도움이 된다. 위장과 간, 심장 등의 내부기관은 직접 움직일 수 없다. 하지만 장운동을 하면 이 기관들에 부드러운 자극을 줄 수 있다. 장운동은 내부기관을 마사지하는 효과가 있다.

장운동을 할 때, 안으로 당길 때는 주로 배의 힘을 써서 하고, 밖으로 내밀 때는 그냥 긴장을 풀고 놔주듯 하면 된다. 장운동을 호흡에 맞춰 할 필요는 없다. 처음 할 때는 어깨나 팔이 긴장될 수도 있다. 그럴 때는 운동을 멈추고 어깨와 팔을 가볍게 흔들어서 긴장을 푼 다음, 다시 장운동을 시작한다. 100번 정도 한 뒤에 복부를 가볍게 두드리고 부드럽게 마사지한다. 하루에 시간을 정해놓고 한 번 할 때 100회를 한다. 자신의 컨디션에 따라 다르겠지만, 하루에 총 300~1000회 정도 한다. 이 운동은 장기능을 활성화하여 숙변을 제거하고, 면역계통을 강화하며, 뇌에 생기를 불어넣는

데 도움이 된다.

몸과 뇌의 기능을 최적화하는 에너지 균형

뇌는 시원할 때 기능을 잘하고, 장은 따뜻할 때 기능을 잘한다. 뇌는 컴퓨터의 CPU처럼 열에 매우 취약하다. 그래서 2, 3도만 올라도 뇌 기능이 손상된다. 반면에, 장이 차가우면 소화불량이나 변비, 설사, 숙변 등을 일으킨다. 그래서 시원한 머리와 따뜻한 배는 신체 내 최적의 에너지 균형을 가리키는 일차 지표다.

스트레스를 받으면 신체의 어느 부위에서 긴장이 시작되는지 아는가? 주로 목에서 시작된다. 정확히 말하면 목과 두개골이 만나는 지점에서 시작된다. 양손을 들어서 양 검지를 양 귀에 대보라. 양 검지를 연결하는 선과 머리끝에서 엉덩이로 내려오는 선을 떠올려보라. 이 두 선이 교차하는 지점이 바로 목과 두개골이 만나는 곳이다. 스트레스를 받을 때 긴장이 시작되는 곳이다. 목이 뻣뻣하면 혈액의 흐름이 나빠져서 뇌로 산소 공급이 원활하지 못하며, 머리가 뜨겁고 답답해진다. 이는 '시원한 머리에 따뜻한 배'라는 최적의 에너지 균형 상태와는 정반대다.

목에서 긴장을 풀어내는 가장 간단한 방법은 무엇일까? 목을 흔들고 고개를 반복적으로 좌우로 돌리는 것이다. 어떻게 하면 배를 따뜻하게 힐 수 있을까? 배를 두드려 자극을 주는 것이다. 이 두 가지를 결합하면 빠르고 효과적으로 목의 긴장을 풀고 최적의 에너지 균형 상태를 회복할 수 있다. 나는 이 동작을 개발해서 '뇌파

진동'이라고 이름을 붙였다.

  3장에서 설명한, 생명전자의 활용 원리 중 하나이면서 머리를 시원하게 하고 배를 따뜻하게 하는 수승화강水昇火降의 원리를 기억하는가? 뇌파진동은 신체 내에서 수승화강이라는 최적의 에너지 균형을 만드는 데 도움이 되는 가장 효과적이면서도 강력한 수련 중 하나다. 머리가 시원하고 배가 따뜻해지면 스트레스 요인이 있어도 쉽게 대처할 수 있다. 이렇게 에너지가 균형이 잡히면 몸은 편안해지고 가슴은 평화로우며, 마음은 맑아지고 집중력이 강해진다.

  삶을 변화시키는 데 개인적으로나 사회적으로 고통스러운 희생을 감수해야 한다면, 그 변화가 아무리 절실해도 실행에 옮기기 어렵다. 그러나 간단하고 재미있고 실질적인 변화로 시작한다면, 머지않아 더 큰 문제를 다룰 수 있는 준비가 되어 있을 것이다. 이런 이유로 나는 호흡과 명상, 자연치유 등을 사람들에게 가르친다. 이것들을 '소프트 테크놀로지soft technology'라고 한다. 소프트 테크놀로지는 고에너지와 첨단 기술 시스템, 전문가 등에 의존하지 않고도 우리 삶을 관리하는 데 도움을 준다. 또한 새로운 시대로 가는 과도기를 스트레스를 덜 받으며 재미있게 지나갈 수 있도록 도와줄 것이다.

  예를 들어 우리의 건강 문제를 살펴보자. 간단한 기술과 휴먼 테크놀로지human technology를 활용해 우리는 건강을 크게 향상시킬 수 있고, 매년 보건의료에 지출하는 어마어마한 비용-(GDP의 10퍼센트)을 줄일 수 있다. 부드러운 전신 두드리기(가볍게 온몸 구석구석을 두드리기), 스트레칭과 비틀기와 뛰기 등을 활용해 신체를 자극하는 체조, 호흡을 깊고 천천히 하는 데 도움을 주는 호흡수련 등과 같은 간단한 수련법들을 통해 신체의 건강을 몰라보게 향상시킬 수 있다. 사람들은 이런 형태의 간단하고 자연스러운 기법을 수천 년 동안 수련했다. 이 기법을 수련하는 데에는 아무런 비용도 들지 않고, 수술이나 약물도 필요 없다. 심리적인 부담을 주지도 않는다. 심지어 도구나 기구도 필요 없다. 수련이 몸에 배기까지 약간의 노력만 하면 된다. 이렇게 간단한 것을 활용해 시간과 에너지를 절약하고, 좀더 자신 있고 창조적인 삶을 살며, 덤으로 사회비용까지 줄일 수 있다면 대단한 일이 아니겠는가!

배워야 한다는 생각은 변화의 걸림돌

큰 비밀 하나를 털어놓겠다. 사람들은 내가 에너지와 명상, 브레인 스크린, 생명전자 등의 분야에서 전문가라고 생각한다. 하지만 나는 이런 분야에서 당신보다 별반 나을 게 없다. 차이가 있다면 나는 그냥 한다는 것이다. 자신이 하고 싶거나 해야 할 일을 처음부터 모두 알 필요는 없다. 완벽한 계획을 세워놓고 거기에 맞추려고 하면 더 어려워지는 경우가 종종 있다.

그러니 일단 그냥 시작해서 계속 이어갈 필요가 있다.

예를 들어, 내가 강의할 때 준비하는 것은 몇 개의 주요 아이디어뿐이다. 그밖에는 모두 자연스러운 흐름에 맡겨둔다. 일단 강의가 시작되면 나는 심신이 편안해지고 온몸에 활력이 돌아서 청중과 재미있게 강의 내용을 주고받는다. 소통을 위해 필요한 것은 말과 몸짓, 움직임 혹은 노래 등을 통해 자연스럽게 흘러나온다. 계획했던 대로 흘러가지 않아도 큰일 날 것처럼 생각할 필요도 없다. 하늘은 무너지지 않는다.

나의 이 나눔이 당신에게 도움이 되었으면 한다. 많은 경우, 삶에 변화를 줄 필요가 있다고 생각할 때 결단을 내리고 실행에 옮기기를 어렵게 만드는 것은 '나는 아직 모르는 게 많아. 그러니까 좀더 배워야 돼'라는 생각이다. 하지만 나는 다르게 생각한다.

현대생활은 긴 시간의 '배움'을 요구한다. 우리는 컴퓨터 사용법, 지하철 타는 법, 현금인출기 사용법, 심지어 노래 부르고 춤추는 법까지 배워야 한다. 하지만 생명을 유지하는 데 필요한 것은 결코 잊어버리는 법이 없다. 왜냐하면 애초에 우리는 그런 것을 배운 적이 없기 때문이다. 잠시 시간을 내어 몸이 절로 숨 쉬는 것을 지켜보라. 의식적으로 노력하지 않아도 된다. 당신은 이 엄청난 호흡의 신비와 아름다움을 느끼는가? 잠시만 생각해보라. 생명 자체에 대해 생각해보라. 이 생명은 누구의 것인가? 누가 우리에게 호흡이라는 단순한 아름다움을 선사했는가?

나는 강연에서 종종 음악을 연주한다. 내가 즐겨 사용하는 악기는 단순한 드럼이나 피리다. 정해진 가락이나 리듬, 정해진 음표나 노래는 없다. 그냥 내 안의 존재에서 흘러나오는 자연스러운 리듬에 맞춰 연주를 시작한다. 그러면 이내 음악이나 노래나 춤으로 발전한다. 나는 악기를 배우지 않아서 내 연주가 맞는지 틀리는지 모르고, 거기에 신경 쓰지도 않는다. 내 강의를 듣는 청중 또한 그렇다. 청중도 나의 연주가 맞는지 틀리는지 모르기 때문에 내가 좋아서 창작하는 음악과 리듬을 즐긴다. 우리는 함께 즉흥적인 창작의 즐거움 속으로 빠져든다.

우리는 배우고 가르침을 받는 데 너무 익숙해 있다. 배운 그대로, '이렇게 해야 한다'고 생각한 대로 하지 않으면 불안하거나 때로는 죄책감이 들기도 한다. 배움의 필요에 지나치게 의존한 나머지, 우리 사회를 대단히 미세한 부분으로 나눠서 더욱 복잡해진 전문가들의 세상으로 만들어 놓고 있다.

삶에서 중요한 결정을 해야 할 때 무엇 때문에 망설이거나 두려워하는가? 대체로 '나는 제대로 모른다'는 생각 때문에 그렇다. 그러나 생명을 유지하기 위해 가장 중요한 생물학적 기능을 조작할 필요가 없듯이, 인생에서 가장 중요한 결정을 내리기 위해 전문지식을 쌓아야 할 필요는 없다.

뭔가를 배운다는 것이 중요한 삶의 결정을 더 쉽게 만들어주지는 않는다. 넘치는 정보와 서로 다른 '선문석' 견해 때문에 선택이 명확해지기보다는 복잡하고 혼란스러워질 때도 있다. 제대로 사는데 꼭 그렇게 많은 지식이 필요할까? 정보를 수집하고 배우는 일은 사실 선택을 실행에 옮기는 것과 결정 내리기를 미루는 역할을 하기도 한다. 아무리 훌륭한 정보를 많이 쌓아도, 아무리 많은 지식을 모아도 선택의 순간에 당신은 갈등하거나 자신을 의심한다. 결론적으로 선택을 하는 것은 당신의 지식이 아니다. 선택을 하는 것은 당신의 가치 그리고 그 가치에 충실하려는 당신의 의지다.

우리가 세상에서 원하는 변화

우리가 세상에서 원하는 변화는 무엇인가? 내가 생각하는 변화는 다음과 같다. 지속 가능하지 않음에서 지속 가능함으로의 전환, 물질 숭배에서 물질 활용으로의 전환, 성공 추구에서 완성 추구로의 전환, 자기파괴적인 문명에서 자기생산적인 문명으로의 전환, 파괴의 힘에서 힐링의 힘으로의 전환, 미국인·이스라엘인·프랑스인·중국인 등의 세계에서 지구인 세계로의 전환, 기독교·불교·이슬람교 등의 세계에서 내면적인 영성의 세계로의 전환.

자신의 쓰레기마저 안전하게 처리할 줄 모르는 기생적 문명에서, 떨어트린 것은 줍고 수확한 것은 다시 심고 파괴된 것은 재생할 줄 아는 성숙한 문명으로의 전환.

사람들이 국가와 인종 속에서 차이를 보는 세계에서, 모든 인간과 존재 속에서 공통의 신성을 확인하는 세계로의 전환.

무엇을 먹고 어떻게 몇 시간을 자야 하는지조차 잘 몰라서 전문가나 권위자에게 의존해야 하는 세계에서, 모든 사람이 깨어난 내면의 빛을 따라 삶의 충만함에 이르는 세계로의 전환.

정보의 바다 한가운데 있으면서도 서로 소통하지 못하고 내면의 고립 속에 사는 세상에서, 모든 지구인이 다른 언어를 배우지 않고도 서로 소통할 수 있는 세상으로의 전환.

폭력과 강제력을 공통의 수단으로 사용하는 정치적·종교적·경제적 엘리트 집단이 군림하는 세상에서, 깨달음이 상식이 되고 모든 삶을 공통의 목적지, 즉 '완성'으로 안내하는 세상으로의 전환.

이러한 변화들이 당신에게는 어떻게 들리는가? 꿈이 너무 원대한 것 같은가? 이것을 불가능한 꿈이라고 생각하는 사람들이 많을지도 모르겠다. 하지만 인류의 가능성을 확장했던 인류사의 위업들은 모두 꿈꾸는 것에서 시작했다. 대담하게 새로운 가능성을 생각하는 것에서부터 시작했고, 바보스럽기까지 한 신념으로 가능성을 믿는 것에서부터 시작했다. 비행기를 시험했던 두 형제에게서 그리고 폭풍우가 몰아치는 하늘에 연을 날려 번개에 맞히는 실험을 한 남자에게서 우리는 꿈을 가진 불타는 열정을 볼 수 있다. 꿈꾸기를 멈추거나 꿈에 대한 믿음을 멈추면 인간이기를 멈추게 된다.

우리가 해야 할 일은 운전대를 다시 발명하는 것이 아니라, 운전대를 제대로 사용하는 것이다. 이 모두는 우리의 선택에 달려 있다. 중요한 것은 일단 출발하고 방향을 유지한 채 계속 가는 것이다. 우리에게는 이미 지구의 모든 사람에게 깨끗한 식수와 음식과 거처를 제공할 수 있는 충분한 힘과 과학기술과 자원이 있다. 우리가 이미 가진 것의 사용 방식을 재조정하기만 하면 된다. 이런 재조정을 위해 천재성도 필요 없고, 새롭고 획기적인 과학기술도 필요 없다. 우리에게 진정 필요한 것은 세계 복지에 대한 뚜렷한 목표의식과 모두를 이롭게 하려는 진실한 의도다. 뚜렷하고 강력한 목표와 그 목표를 이뤄내겠다는 진실한 의도가 있으면 창조적인 융합과 자발적인 협력이 여기저기서 일어날 것이다. 이러한 융합과 협력은 어느 한 개인이 성취하거나 상상하거나 예견할 수 있는 것보다 훨씬 위대한 결과를 낳을 것이다.

1억의 깨어난 뇌가 발휘하는 선택의 힘

우리에게 선택의 힘이 있다는 것은 모두가 안다. 이 힘이 한 나라의 미래에 거대한 영향을 미치는 경우가 있으니, 바로 선거다. 다른 어느 때보다 선거에서 선택의 힘은 인정을 받는다. 어떤 이들은 그 힘을 두려워하기도 한다. 흥미롭게도 2012년과 2013년에 대통령 선거나 총선거를 한 나라가 100여 개국이 넘는다. 이는 지구 변화를 위한 시기가 무르익었음을 뜻한다. 그래서 그 어느 때보다 양심의 힘이 필요한 때다.

우리가 선택의 힘으로 사회의 방향을 변화시킬 수 있는 경우는 선거만이 아니다. 다른 경우는 생각보다 훨씬 가까운 데에 있다. 당신은 하루에 몇 번 물건을 구입하는가? 물건을 구입할 때, 사실 당신은 투표하고 있다는 사실을 자각한 적이 있는가? 당신은 분명 투표를 하고 있다. 소비자의 선택을 무시할 만큼 강한 회사는 없다. 물론 회사는 소비자의 마음을 얻기 위해 자신이 가진 힘을 이용할 수는 있지만, 소비자의 선택은 결코 무시할 수 없다. 사람들이 찬성 투표나 반대 투표를 한 회사는 상품의 판매를 촉진시키거나 상품 자체를 바꾸거나 생산을 중단하기도 하고, 번영하거나 몰락의 길을 걷기도 한다.

지구 인구의 1퍼센트만이라도 지구인의 기준에 따라 살면 지구의 운명은 바뀔 것이다. 지구 인구가 가까운 장래에 100억 명을 돌파하리라는 연구 결과가 적지 않은 것을 고려할 때, 1퍼센트는 1억 명이 된다. 1억 명의 지구인이 발휘하는 선택의 힘은 세상을 변화시킬 것이다. 1억의 깨어난 가슴과 뇌가 자기 양심의 인도 아래 그리고 모두의 이로움을 위해 지구저울의 기준에 따라 선택을 결정하면 세상은 변화될 것이다. 지금이 선택을 결정해야 하는 시간이다. 당신 스스로 선택을 결정해야 한다. 그러면 새로운 문명은 당신과 함께 시작될 것이다.

인류사의
새로운 장 열기

희망은 여전히 우리 편이다. 우리 가슴의 부름에 귀를 기울이고 뇌의 중심에서 나오는 안내의 빛을 따르자. 우리의 열정과 지혜를 모두 불러모아, 모두가 건강하고 행복하게 살 수 있는 참된 복지를 실현하자.

함께 모여서 이 꿈에 대해 이야기하고 우리의 기대감을 나눠보자. 자신의 호흡을 느끼고, 호흡을 더 깊고 천천히 하는 것에서부터 시작하자. 아무런 생각 없이 편하게 들어오고 나가는 호흡 속에서 절대적인 생명의 자비에 대한 믿음을 회복하고 두려움을 내려놓자. 호흡을 통해 들어오고 나가는 에너지 속에서 우리의 실체를 바라보고 양심의 힘과 우리의 신성한 본성을 일깨우자. 양심의 인도를 따라가면서 한 나라의 지도자를 뽑는 일에서부터 빵가게에서 빵을 사는 일에 이르기까지 우리가 하는 모든 선택에서 선택의 힘을 발휘하자. '나'에서 '우리'로, '에고의 눈'에서 '타오의 눈'으로 전환함으로써 지금 이 운동을 함께 시작하자.

우리는 아직 최종 결과가 어떤 모습으로 나타날지 모른다. 아직 그 결과를 볼 수는 없지만, 가슴속 가장 깊은 곳에서 퍼져나오는 위대한 진동을 통해 느껴볼 수는 있다. 이 진동은 '우리가 새롭게 창조할 세상은 우리가 이제껏 꾼 모든 아름다운 꿈들을 합친 것보다 더 아름다울 것이요, 우리가 지금껏 상상했던 모든 위대함을 합친 것보다 더 위대할 것이다'라고 말해준다. 이런 흥분과 희망에 찬 두근거리는 가슴으로 첫 페이지를 열어보자. 아기가 걷는 법을 배울 때 그렇듯이, 처음 몇 발자국은 비틀거릴 수도 있다. 하지만 머지않아 내달리고 도약하는 날이 올 것이다.

매우 개인적인 초대

이것을 하나의 실험에 참여해달라는 개인적인 초대로 받아들여주면 좋겠다. 만약 당신이 모두를 위한 변화를 창조하는 데 관심이 있다면, 간단한 수련으로 시작하라. 도움과 힐링이 필요한 사람에게 생명전자를 보내라. 생명전자의 원리를 적용해보고 실험해보라. 그 원리가 당신에게 효과가 있다면 다른 사람과 나눠라. 이미 많은 사람들이 직장과 사회, 학교, 교회, 모임 등에서 이 운동을 시작했다.

삶에서 긍정적인 변화를 계속 창조해 나아감에 따라, 우리의 실험은 계속 성장할 것이다. 더 위대한 인류의 미래를 위해 새로운 문명을 창조하는 지점까지 성장할 것이다. 우리는 새로운 문명이 어떤 모습일지 정확히 모른다. 미래의 새로운 문명은 현재 문명의 특징이라 할 수 있는 물질적 팽창 너머에 있는 것을 기반으로 건설될 것이기 때문에 나는 이 문명을 '정신 문명'이라고 부르고 싶다.

많은 사람들이 이 변화가 이미 시작되었다고 느낀다. 당신도 개인적으로 이 위대한 실험에 초대받았다.

나는 먼저 우리의 에너지를 바꿈으로써 이 운동을 시작하자고 제안한다. 당신의 에너지를 바꾸라! 진실로 긍정적인 마음을 품으라! 친절한 말을 하고 친절한 몸짓을 하기 전에 친절한 에너지를 지녀라! 다른 사람에게 긍정적인 영향을 주라!

이 변화의 운동을 시작하면서, 참여하는 모든 이에게 다음 세 가지 간단한 액션을 제안한다.

1. 숨을 깊게 세 번 들이쉰다

적어도 하루에 세 번 심호흡을 함으로써, 마음과 에너지를 새롭게 하라. 스트레스를 받았을 때는 어떤 말이나 행동을 하기 전에 먼저 세 번 심호흡을 하라. 호흡으로 얻은 내면의 공간을 활용해 모두를 이롭게 할 수 있는 더 나은 선택을 하라.

2. 친절을 베푼다

적어도 하루에 세 번, 순수하게 친절한 마음으로 세상을 위해 무언가를 하라. 따뜻한 마음으로 이웃에게 인사를 해보라. 걷거나 자전거를 타는 길 위에 놓인 돌덩이를 치우라. 세상을 이롭게 하는 일이라면 무엇이든 좋다. 아주 사소한 방식이라도 좋다. 물론 더 큰 방식도 좋다!

3. 다른 사람에게 생명전자를 보낸다

아무런 인정이나 보답을 기대하지 않은 채, 긍정적인 에너지가 필요한 사람이나 집단에게 생명전자를 보내라. 적어도 세 사람이나 세 집단에게 보내라. 이렇게 하면 다른 사람을 이롭게 하는 것은 물론, 당신도 이롭게 한다. 긍정적인 에너지는 먼저 당신에게 영향을 줄 것이기 때문이다. 위대함을 꿈꾸고, 그 꿈을 위해 열정을 쏟고, 매 순간 꿈을 위해 뭔가를 하라. 우리 함께 깨달음 속에서 성장하고, 깨달은 세상을 창조하자!

글을 끝내며

우리는 변화할 수 있다

 당신의 삶이 어떻게 변화하기를 바라는가? 세상이 어떻게 바뀌기를 기대하는가? 당신은 진정 어떤 변화를 소망하는가? 이런 질문은 대답보다는 또 다른 질문들을 불러온다. 그것도 좋은 일이다.

 변화를 일으키기 위해서는 무엇보다도 먼저 변화를 일으키려는 바람이 있어야 한다. 대부분의 우리에게는, 우리가 변화시키고 싶은 것이나 변화시킬 필요가 있는 것이 무엇인지 확인하는 작업만으로는 충분하지 않다. 물론 그런 확인 작업은 좋은 출발점이긴 하지만, 당신은 변화하고자 하는 강력한 열망을 가져야 한다. 단지 아는 것만으로는 실행에 옮기기 어렵다. 우리를 실행 속으로 뛰어들게 하는 원동력은 바로 우리의 열망이다.

 뇌가 지닌 훌륭하고 뛰어난 능력 중 하나는 당신이 던진 질문에 대한 답을 열심히 찾는 것이다. 뇌는 당신이 이전에 해본 적이 없는 일, 심지어 당신이 할 수 있다고 생각해본 적이 없는 일조차 완벽하게 수행할 수 있고, 또 실제로 그렇게 하는 것을 재미있어 한다. 뇌는 길을 모르면 다른 길을 찾는다. 다른 길을 찾지 못하면 새로운 길을 창조한다.

대상이 무엇이든 질문하기를 절대로 멈추지 마라. 답을 찾을 때까지 흔들리지 않는 집념으로 뇌를 끈덕지게 물고 늘어져라. 당신의 절대 자아, 본질적이고 변하지 않는 참나(변함없는 본성)를 찾을 때까지 깊이, 더욱 깊이 들어가라. 그 본성은 볼 수도 만질 수도 없지만 느낄 수는 있다. 느낄 수 있다면 그것을 현실에서 활용할 수 있고, 삶의 일부로 만들 수 있다.

'오직 당신이 누구인지에 대한 변함없는 자각을 가지고 있을 때만 진정한 변화는 일어날 수 있다.' 이는 놀랄 만한 역설이다. 존재의 본질에 대한 깨달음이 곧 변화를 위한 지혜와 힘의 근원이다. 그것이 진정으로 가치 있는 모든 것과 당신의 절대가치를 위한 토대다.

당신이 절대가치를 발견하면 이 세상에 중요한 존재가 된다. 당신은 무엇이 중요한지 알기 때문이다. 무엇이 진짜 중요한지 아는 사람은 이 세상에 쓸모 있는 사람이다. 그는 모두에게 중요한 일이 있을 때, 자신의 개인적 관심사를 먼저 내세우지 않을 것이기 때문이다.

나는 인간의 선함을 믿는다. 우리는 다른 사람을 이롭게 하려는 위대한 마음과 참으로 선한 의도를 가지고 있다. 그것으로 충분하다. 변화는 가능하다. 진정으로 가능하다.

마지막으로, 당신이 앞으로 창조할 아름다운 변화를 기리기 위해 20년 전에 쓴 시를 나누고 싶다.

당신의 모습은

얼굴은 환희심과 미소를 잃지 않으며
두 팔은 학과 같이 우아하며
마음은 여의주를 문 용처럼 황홀하며
두 다리는 학과 같이 강건하며
허리는 호랑이와 같이 용맹스러우며
목은 사슴과 같이 우아한 모습이여

두 눈은 먼 허공을 뚫고
이상과 꿈을 그리는 아름다운 눈이여
너의 머리는 지혜로움으로 빛나는도다
너의 모습은 학이 구름 위를 나는 모습이며
너의 심장은 사자의 심장과 같이 뜨겁다
너의 두 손은 세상 사람들의 고통을 치료하는
관세음보살같이 아름다운 손이며
너의 발은 천 리를 달려도 피로하지 않은

용마의 발굽을 닮았다

가슴 속에는 대의를 품고
눈은 비전을 바라보며
얼굴은 편안함과 자신감으로 넘치며
온몸은 강력한 힘으로 넘친다

체인지TV www.changeTV.kr

체인지TV는 '내면으로부터의 행복한 변화'를 원하는 사람들의 공간이다.

2013 IFFSRV 국제영화제에서 최고상인 골드어워드를 비롯한 5개 부문을 수상한 다큐멘터리 〈체인지, 생명전자의 효과〉의 다양한 스토리 영상을 감상할 수 있다. 또한 다큐 〈체인지〉의 총감독이자 이 책의 저자이기도 한 일지 이승헌 총장이 이 책에서 다룬 지혜와 통찰, 다양한 명상법들을 배우고 함께 할 수 있다.

대한민국 No.1 힐링명상 사이트로 자리잡은 체인지TV는 치료 중심의 수동적인 건강관리 습관에서 벗어나 스스로 몸과 마음을 치유하는 원리와 방법을 터득하고, 행복한 변화를 만들어 가는 사람들의 치유 커뮤니티로 성장해가고 있다.

2014년 N스크린 방송채널서비스를 통해 모바일로도 24시간 만날 수 있다. (에브리온TV 채널번호 = 111번 : 체인지TV)

2013 영성·종교·미래 국제영화제(IFFSRV)
최고상 골드어워드를 비롯한 5개 부문 수상!
다큐멘터리 영화 〈체인지〉 보러 가기

옮긴이 윤구용

1992년 한양대학교 사학과 졸업. 1993년부터 7년간 인도 푸나에 있는 오쇼 코뮨 인터내셔널의 번역 사무실과 극동 사무실에서 번역 및 통역을 담당했고, 2006년부터 4년간 서울에서 〈댄싱 붓다 명상센터〉를 운영했다. 옮긴 책으로는 《명상》《소중한 비밀》《섹슈얼 엑스터시》《오쇼 젠타로》《미래생활사전》《찾아라 내 안의 또 다른 나》《깨어라 잠들어 있는 마음의 벽》《인생》등이 있다.

변 화 CHANGE

초판 1쇄 발행 2013년(단기 4346년) 12월 04일
초판 3쇄 발행 2015년(단기 4348년) 3월 15일

지은이 · 이승헌
옮긴이 · 윤구용
펴낸이 · 심정숙
펴낸곳 · (주)한문화멀티미디어
등록 · 1990. 11. 28. 제 21-209호
주소 · 서울시 강남구 봉은사로 317 논현빌딩 6층 (135-833)
전화 · 영업부 2016-3500 편집부 2016-3507 팩스 2016-3541
http://www.hanmunhwa.com

ⓒ 이승헌, 2013
ISBN 978-89-5699-166-5 03510

잘못된 책은 본사나 서점에서 바꾸어 드립니다.
저자와의 협의에 따라 인지를 생략합니다.
본사의 허락 없이 임의로 내용의 일부를 인용하거나 전재, 복사하는 행위를 금합니다.